PROTOCOLO NEMECHEK™ PARA PACIENTES CON RETRASO AUTISMO Y E DESARROLLO

UNA GUÍA PRÁCTICA PARA RESTAURAR LA
FUNCIÓN NEUROLÓGICA (2ª EDICIÓN)

PATRICK M. NEMECHEK, D.O.

JEAN R. NEMECHEK, J.D.

AUTONOMIC RECOVERY, LLC

CONTENIDO

PARTE III

ESTIMULACIÓN DEL NERVIO VAGO

PARTE IV
LOS ALTIBAJOS DE LA RECUPERACIÓN

PARTE V

LA CIENCIA DETRÁS DEL PROTOCOLO NEMECHEK®

RECONOCIMIENTOS

El camino de mi educación profesional e iluminación personal ha sido recorrido a través de las áreas médicas aparentemente diversas de vinculadas a la enfermedad del VIH, el sistema nervioso autónomo y la inflamación crónica, solo para descubrir la gran capacidad que posee el organismo de recuperarse de injurias pasadas y prevenir futuras enfermedades.

A través de una combinación entre perseverancia y la guía de otros que han generado un impacto importante en los avances de la medicina (Einstein, Feingold, Tracey), continué trabajando para encontrar nuevos abordajes que realmente mejoren la salud, en lugar de simplemente enmascarar las enfermedades.

En mi mente están muchas de las veces que podría haber renunciado y simplemente convertirme en otro típico médico de clínica, si no fuera por el apoyo de todos esos pacientes dispuestos a probar algo nuevo. Le he pedido a muchos pacientes intentar un nuevo abordaje solo para que este falle, pero sin inmutarse, dichos pacientes vuelven a pedirme que lo intente de nuevo.

Ocasionalmente nuestros esfuerzos combinados tendrían éxito, y luego seguiríamos trabajando para mejorar aún más su condición. Desde aprender a controlar los estragos del síndrome de emaciación relacionado a la enfermedad del VIH hasta revertir las lesiones cerebrales crónicas, y finalmente ayudar a los niños a desarrollarse a nivel neurológico, no habría tenido tanto éxito sin la fe y el apoyo de mis pacientes y sus padres.

Más allá de trabajar con pacientes, desarrollarse continuamente por fuera de la comunidad médica tradicional puede ser emocionalmente agotador y profesionalmente aislador. Como dicen, la última milla de cualquier viaje es la más difícil, y ha sido el amor y la fe de mi esposa Jean en el propósito que compartimos lo que me ha ayudado a seguir adelante.

Ella es mi consejera más confiable y mi fuente inquebrantable de apoyo y amor. Sin ella, nunca habría podido terminar la última milla de mi viaje.

Gracias a todos por su apoyo.

EXCLUSIÓN DE RESPONSABILIDAD MÉDICA

La información y las imágenes contenidas en esta publicación son proporcionadas solo como un recurso informativo, y no deben usarse ni basarse en ellas para fines diagnósticos, médicos o de tratamiento.

Esta información no pretende ser educación para pacientes y no crea ninguna relación médico-paciente.

Consulte con un profesional de la salud calificado para determinar si alguno de estos abordajes terapéuticos es apropiado para usted o su hijo.

INTRODUCCIÓN

UNA NUEVA ERA OPTIMISTA PARA LA RECUPERACIÓN CEREBRAL

Hace quince años, cuando inicié mi investigación sobre el sistema nervioso autónomo (SNA), descubrí algunos hallazgos interesantes relacionados a la recuperación neurológica posterior a una conmoción cerebral común. Veía a muchos adultos que habían experimentado conmociones cerebrales entre leves a moderadas, pero que aún experimentaban síntomas neurológicos vinculados a ese antiguo evento junto con anomalías en las pruebas realizadas a su SNA.

Encontré esto desconcertante ya que estudios que remontan a la década de los años 1960 que indicaban que mientras alguien no tuviera sangrado cerebral a raíz de su lesión, debería recuperarse completamente dentro de unos tres meses. En otras palabras, si tu conmoción cerebral fue tan grave que quedaste inconsciente durante varios minutos, se esperaba que te recuperaras completamente en el lapso de unos pocos meses.

Estaba perplejo al saber que estas personas no se estuvieran recuperando.

En el momento en que comencé a investigar las lesiones cerebrales, la opinión científica prevaleciente era que después de nacer nuestro cuerpo *ya no era capaz de producir nuevas células madre ni nuevas neuronas.* Esto significaba que existía muy poca capacidad por parte del cerebro para recuperarse de una lesión. Dicho de otra forma, si una persona no se recuperaba espontáneamente de una lesión cerebral, había pocas esperanzas de una recuperación posterior.

Esto me confundió porque treinta o cuarenta años atrás se suponía que el cerebro era totalmente capaz de recuperarse. Pero, en la actualidad el cerebro era visto como el órgano menos capaz en lo que respecta a la recuperación. Sin embargo, continué esforzándome para tratar de ayudar a estos pacientes a recuperarse de alguna manera de su disfunción autonómica.

El Primer Avance en la Recuperación

Durante los primeros años, tuve mínimo éxito en ayudar a los pacientes a mejorar tanto sintomática como objetivamente en los resultados de sus pruebas de funcionamiento autónomo (conocido como análisis espectral). Estaba probando una amplia variedad de técnicas de neuroplasticidad, obteniendo pocos resultados.

Luego, una sucesión de artículos científicos de 2008-2012 comenzaron a pintar un escenario que establecía, de hecho, que *los humanos produen células madre no solo después del nacimiento sino a lo largo de toda nuestra vida.* El único problema era que el estrés inflamatorio crónico impedía que estas células madre funcionaran.

Este fue un hallazgo críticamente importante para mí porque las células madre también estaban siendo vistas como parte vital para los mecanismos naturales de reparación y rejuvenecimiento del cuerpo. Me decidí una estrategia bastante ¨simplista¨. Pensé que si podía reducir a la medida suficiente la inflamación en mis pacientes, las células madre que producían naturalmente podrían activarse para así permitir que su cerebro reparara de forma natural sus viejas lesiones.

Probé una variedad de suplementos y cambios en el estilo de vida que sentía que podrían disminuir la inflamación dentro del cerebro. En pocos meses, los pacientes comenzaron a reportar mejoras significativas en sus síntomas. Estos mismos pacientes también estaban finalmente mostrando signos de recuperación neurológica en sus pruebas autonómicas.

Durante los años siguientes, realicé innumerables estudios comparando entre sí, suplementos y cambios en el estilo de vida con respecto a su capacidad para mejorar los síntomas y los resultados de las pruebas. El resultado es la versión actual del Protocolo Nemechek®. Sin embargo, algunas de las asombrosas recuperaciones que estaba evidenciando aún parecían imposibles, incluso con células madre funcionales saludables.

La Segunda Innovación en la Recuperación

Aunque teníamos claras evidencias de que el cuerpo humano producía activamente células madre, existía poca o ninguna evidencia de que las neuronas estuvieran siendo reemplazadas por neuronas nuevas saludables. Para mí era difícil creer que únicamente las células madre eran las responsables de las increíbles recuperaciones que estaban ocurriendo.

Mi escepticismo finalmente se acabó en el año 2019, con el descubrimiento de que una importante región del cerebro adulto llamada hipocampo reemplazaba el 90% de la totalidad de sus neuronas con nuevas neuronas sanas, cada tres semanas. El hipocampo es una región importante del cerebro en lo que respecta a la cognición, la memoria y la emotividad.

Otras pruebas de la capacidad regenerativa del sistema nervioso provenían de estudios que indicaban que el 90% de los quinientos millones de neuronas que se encontraban a lo largo del tracto intestinal también se reemplazaban a sí mismas cada dos semanas.

Por lo tanto, parece que el enfoque obtenido en 1960 sobre la capacidad del cerebro para recuperarse por completo de la mayoría de las lesiones, era correcto. La única diferencia entre la década de 1960 y ahora, es que la mayoría de las personas hoy en día se encuentran experimentando un proceso de inflamación crónica, y sus células

madre, su capacidad de reparación y mecanismos de rejuvenecimiento son incapaces de funcionar de forma rápida.

La ciencia médica finalmente está redescubriendo que el cerebro
humano está diseñado por la naturaleza para repararse rápida y
completamente de todas las lesiones cerebrales, a excepción de las
más severas. Con este conocimiento, comencé a sugerir estrategias
similares a pacientes con niños afectados por una variedad de condiciones de la infancia, tales como autismo, retraso en el desarrollo,
disfunción intestinal, retraso en el crecimiento, ansiedad, trastornos
del procesamiento sensorial, bajo tono motor e incluso parálisis
cerebral.

En los años siguientes, distintos cambios incrementales han ido refi-
nando el protocolo antiinflamatorio original y ahora es conocido
como El Protocolo Nemechek®. El protocolo es innovador y original,
una patente (U. S. #10, 335,396) fue emitida en julio de 2019 para los
Métodos para Revertir el Daño del Sistema Nervioso Autónomo.

Mi protocolo antiinflamatorio fue modificado para su uso en niños
después de descubrir que también era eficaz para ayudar a la población infantil a recuperarse del autismo, del retraso en el desarrollo,
así como una amplia variedad de síntomas producto de lesiones cerebrales comunes, no reparadas.

El inesperado éxito y el amplio espectro de mi descubrimiento nos ha
llevado hasta este punto, El Protocolo Nemechek® aplicado a niños.
Que este libro explique la raíz de muchos problemas, y una forma de
lograr la recuperación en todo el mundo, para siempre.

PARTE I

CÓMO INICIAR EL PROTOCOLO NEMECHEK®

1

NUEVA ESPERANZA DE RECUPERACIÓN

M uchos padres han experimentado la difícil noticia de que su hijo presenta características clínicas de comportamiento compatibles con el espectro autista, y que existen pocas esperanzas de recuperación. En este este contexto, se les anticipa a los padres que no esperen demasiado del futuro de sus hijos. No se les anima a sentir esperanza en un niño neurotípico, y dicha esperanza en estos casos se encuentra lejos de las expectativas realistas. En este marco, años de terapia neuroplástica podría ayudar a mejorar algunos comportamientos, pero a menudo con estándares muy mínimos para considerarla como un éxito.

La razón que explica tal pesimismo es que la mayoría de los médicos y terapeutas todavía están partiendo del viejo paradigma que establece que el cerebro no puede recuperarse. Lo que es peor aún, muchos no se dan cuenta de que los esfuerzos que ellos dirigen a ayudar a sus hijos se ven frenados por el hecho de que han sido entrenados para tener pocas esperanzas de recuperación.

Si alguien cree que existen pocas posibilidades de cambiar una situación, sus esfuerzos para cambiar dicha situación a menudo carecen de entusiasmo o son inexistentes. Por lo tanto, si los médicos nunca intentan ayudar a los pacientes a recuperarse de una lesión cerebral crónica, es probable que estos nunca se recuperen.

El ciclo de bajas expectativas, mínimo esfuerzo y mínimo éxito refuerza la creencia de los médicos, afirmándoles que no se equivocaban al no tratar de ayudar al cerebro a recuperarse.

Esta estructura de creencias se conoce como una profecía destinada a cumplirse, un escenario con importantes implicaciones en nuestros esfuerzos para ayudar a niños con autismo y problemas de desarrollo.

La afirmación moderna es que en ausencia de inflamación crónica, que impide el desarrollo adecuado del cerebro y la recuperación de las lesiones, la gran mayoría de los niños con autismo y problemas de desarrollo deberían recuperarse espontáneamente de cualquier lesión neurológica que experimenten. Los mecanismos neuronales de reparación y rejuvenecimiento deben seguir por el camino de la recuperación neurológica normal.

Creo que este optimismo también se aplica a los niños que enfrentan desafíos neurológicos producto de un diagnóstico genético. Admito que una disminución de la inflamación no revertirá las anormalidades anatómicas que algunos niños muestran a raíz de algún trastorno genético, pero he sido testigo de profundas mejoras neurológicas en niños cuya esperanza hacia cualquier mejora o recuperación, fue considerada imposible.

Los avances científicos recientes nos enseñan que el cerebro es capaz de reparar las lesiones graves por completo al producir células madre, y que se encuentra reemplazando continuamente las neuronas a lo largo de la vida.

Estos descubrimientos están mostrando un escenario en el cual en lugar de ser incapaz de recuperarse, el cerebro humano es quizás el órgano *más capaz* de recuperarse después de sufrir una lesión. Y en mi experiencia, el estrés inflamatorio crónico es muy probablemente el culpable de la inhibición de dicha recuperación.

La inflamación es un proceso normal en el que los glóbulos blancos en el organismo se activan para combatir infecciones y reparar los tejidos. La inflamación inicia, resuelve el problema en cuestión, y luego se apaga de forma natural. Si es de corta duración y se regula de forma adecuada, la inflamación promueve la salud a lo largo de nuestras vidas.

Pero, si la inflamación se encuentra activa continuamente, de forma no regulada, causará daño en todo el organismo por un efecto tóxico directo ejercido sobre los tejidos, así como mediante la inhibición de algunos otros mecanismos naturales de reparación.

Las fuentes de inflamación no natural se pueden encontrar en muchos aspectos de nuestro medio ambiente. El aire contaminado, los cambios en nuestro suministro de alimentos, el estrés psicológico crónico y las alteraciones en nuestras bacterias intestinales, todas contribuyen a aumentar los niveles de estrés inflamatorio dentro de nuestro organismo.

Sabiendo que la inflamación es la clave de muchos de nuestros problemas de salud, mi prioridad con mis pacientes es primero reducir la inflamación. Al recuperar el equilibrio en los ácidos grasos que ofrecemos a nuestro cerebro y sistema nervioso, al equilibrar el crecimiento excesivo de bacterias en nuestro tracto intestinal, evitar los aceites pro inflamatorios presentes en los alimentos modernos y al estimular bioeléctricamente el sistema nervioso autónomo cuando sea necesario, se prepara un escenario para la mejora y la recuperación de una amplia gama de dolencias en niños y adultos.

2

DESCRIPCIÓN GENERAL DEL PROTOCOLO NEMECHEK®

Los Fundamentos Básicos (Versión Corta)

Existe una creciente evidencia científica que muestra que un desequilibrio en las bacterias intestinales, junto con una inflamación excesiva en el cerebro pueden ser las responsables de las características asociadas con el autismo, el retraso del desarrollo y los trastornos del estado de ánimo.

Además, las lesiones cerebrales incluso aquellas que sean producto de traumas menores en la cabeza en niños que no puedan repararse por completo puede resultar en otros síntomas comunes, como estreñimiento, hiperactividad, ansiedad, agresividad, falta de concentración, fatiga e insomnio.

El Protocolo Nemechek®, en lo que se refiere aplicado a los niños comienza con un abordaje simple de dos pilares que con siste en primera instancia restaurar el equilibrio adecuado de las bacterias intestinales así como en una restauración de la proporción o balance normal de ácidos grasos omega-3 y omega-6.

La eliminación de la inflamación proveniente de estas fuentes vuelve a activar los mecanismos naturales de reparación y poda neurológica, lo que a menudo conduce a una recuperación sustancial del retraso en el desarrollo y las lesiones cerebrales que no hayan podido ser reparadas previamente.

Dos pasos para reducir la inflamación

1. Reducir el crecimiento excesivo de bacterias en el intestino delgado.

2. Reequilibrar la ingesta de ácidos grasos Omega 3 y Omega 6.

Entonces, la reducción de la inflamación se logra principalmente alcanzando el equilibrio de las bacterias intestinales y balanceando la ingesta de los ácidos grasos omega-3 y omega-6.

Continúe leyendo este capítulo para comprender los puntos clave del protocolo. Se brindarán instrucciones específicas respecto a la dosis para cada uno de los componentes del protocolo.

En los siguientes capítulos, se brindarán explicaciones más detalladas respecto a estos pasos especialmente para aquellos que desean tener una comprensión más profunda de la ciencia que sustenta el protocolo.

Primer Paso – Reducir el Sobrecrecimiento Bacteriano en el Intestino Delgado

El obstáculo más importante a superar cuando hablamos de recuperar la integridad de la función cerebral, es la presencia excesiva de bacterias colónicas dentro del intestino delgado.

Conocido como sobrecrecimiento bacteriano del intestino delgado (SIBO, por sus siglas en inglés), el sobrecrecimiento bacteriano desencadena la liberación de una gran ola de sustancias inflamatorias que limitan el desarrollo normal del cerebro. *Superar el SIBO es el paso más importante* para ayudar a un niño a recuperarse.

Para hacer énfasis en la diferencia entre las bacterias en el lumen del intestino delgado en comparación con las bacterias en del colon (también conocido como el intestino grueso), hay una analogía que suelo usar: piense en las bacterias del colon como si fueran "*peces*" y las bacterias del intestino delgado como "*aves*".

Ante la presencia de SIBO, los peces coexisten en el intestino delgado con las aves. Todo el mundo sabe que los peces y las aves son animales muy diferentes y que no están destinados a vivir juntos.

El siguiente diagrama muestra el equilibrio ideal de peces y aves, con cada uno de ellos viviendo dentro de sus entornos correspondientes. El intestino delgado tiene muy pocas bacterias en comparación con el colon.

Por cada bacteria "*ave*" individual en el intestino delgado superior, existen cien millones de bacterias "*peces*" que hacen vida en la porción más baja del colon; una enorme diferencia de 1:100.000.000 en las concentraciones bacterianas.

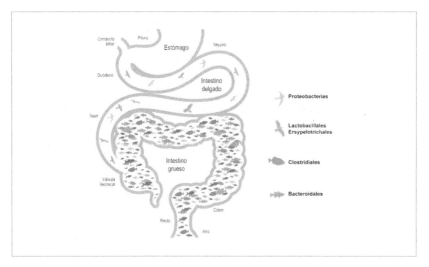

Bacterias Intestinales Balanceadas Normalmente

El sobrecrecimiento bacteriano ocurre cuando una sola especie de bacteria "pez", migra desde el colon y comienza a multiplicarse en el intestino delgado. El crecimiento excesivo de las bacterias invasoras resulta entre mil a cien mil veces más el número de bacterias normales dentro del intestino delgado.

La medicina ha sido consciente del sobrecrecimiento bacteriano en el intestino delgado durante aproximadamente sesenta años. Este no es un descubrimiento nuevo y muchas décadas de investigación científica se han dedicado al desarrollo de métodos para ayudar a reequilibrar las bacterias intestinales.

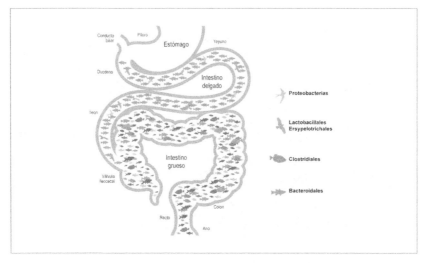

Sobrecrecimiento Bacteriano del Intestino Delgado (SIBO por sus siglas en inglés)

Lo que sucederá ante un número excesivo de bacterias en el intestino delgado es que la capacidad que este posee para manejar su contenido de forma adecuada, pequeños fragmentos de bacterias y detritus alimentarios se filtren hacia el tejido circundante. La incapacidad para manejar el contenido, se conoce científicamente como *translocación bacteriana*, pero a menudo se le refiere como "intestino permeable".

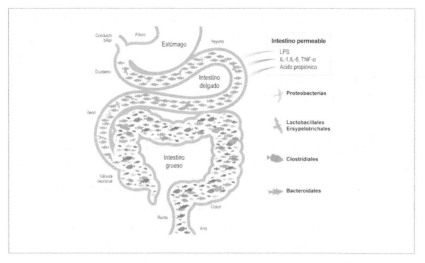

El SIBO Conduce a Intestino Permeable (Translocación Bacteriana)

El tejido que rodea el intestino delgado contiene aproximadamente el ochenta por ciento de todos los glóbulos blancos del organismo. La fuga de fragmentos de pared celular bacteriana (Lipopolisacáridos) y moléculas de alimentos, son identificadas como extraños por los glóbulos blancos, y dan lugar a una gran reacción que libera sustancias químicas inflamatorias hacia el torrente sanguíneo.

Conocidas como *citoquinas,* estas sustancias químicas inflamatorias circulan por todo el cuerpo, y hacia el cerebro, donde impiden que este se desarrolle normalmente, al interferir con los mecanismos normales de poda y reparación neuronal.

De las más de mil especies distintas de bacterias "*peces*" que normalmente viven en el colon, el sobrecrecimiento con mayor frecuencia ocurre cuando una única especie de bacterias "*peces*" migra a convivir con las "aves.

De forma ocasional, las bacterias "*peces*" que crecen excesivamente en intestino delgado, también son capaces de producir grandes cantidades de una sustancia química llamada *ácido propiónico.*

Cuando grandes cantidades de ácido propiónico se filtran en el torrente sanguíneo a través de este ahora intestino permeable, pudiendo este tener un efecto sedante en los niños, lo que los hace comportarse como si estuvieran drogados o fuertemente medicados. Es el efecto sedante del ácido propiónico el responsable de que los niños pierdan el contacto visual, no respondan fácilmente a las demandas y, en general, se comporten con muy poca conciencia de su entorno.

Para re equilibrar las bacterias intestinales el Protocolo Nemechek® utiliza una fibra prebiótica de venta libre, llamada inulina en el caso de los niños más pequeños, y un antibiótico no absorbible llamado rifaximina para equilibrar la carga bacteriana en niños más grandes y en adultos. La reversión del sobrecrecimiento bacteriano por cualquiera de estos métodos conduce a una rápida disminución de la inflamación sistémica y detiene la producción excesiva de ácido propiónico.

A las pocas semanas de revertir el sobrecrecimiento bacteriano, el intestino delgado se recuperará de forma natural, lo que llevará a una rápida disminución en la liberación de citoquinas inflamatorias y ácido propiónico. La rifaximina e inulina no deben administrarse de manera simultánea.

Una vez que el sobrecrecimiento bacteriano es revertido, y los niveles de ácido propiónico disminuyen, estos niños son liberados de la prisión tóxica y de estupor en la que han estado atrapados. En pocos días, a menudo se vuelven más conscientes, con mejoras en el contacto visual y responden más fácilmente a su nombre o a órdenes simples. Denomino esta respuesta temprana como " *el período del despertar*". El período de despertar es un efecto directo de la caída en la producción de ácido propiónico.

Los niños mayores y los adultos con autismo, así como los niños con retraso en el desarrollo pero sin el diagnóstico de autismo, tienden a tener un período de despertar mucho más discreto o a no tenerlo. Creo que esto se debe a que las bacterias que crecen en exceso en sus intestinos probablemente no son capaces de producir ácido propiónico o el ácido propiónico tiene menos efecto negativo sobre sus sistemas nerviosos.

Si un paciente no experimenta un despertar, no significa que el protocolo no esté funcionando. Simplemente significa que tienen sobrecrecimiento bacteriano con bacterias no productoras de ácido propiónico.

Segundo Paso – Reequilibrar la Ingesta de los Ácidos Grasos Omega-3 y Omega-6

Los altos niveles de sustancias inflamatorias conocidas como citoquinas, impiden que los mecanismos normales de reparación y poda cerebrales funcionen correctamente. Equilibrar las bacterias intestinales tiene un efecto sustancial en la reducción de la inflamación, pero también es necesario mejorar el equilibrio de los ácidos grasos omega-3 y omega-6 para así permitir que el cerebro se recupere.

Los ácidos grasos Omega-6, son sustancias naturales halladas en las plantas y son necesarios para activar niveles saludables de inflamación, para reparar el tejido, o incluso para combatir las infecciones. Los ácidos grasos Omega-3 son sustancias naturales que se encuentran en las plantas y la carne animal, que actúan como un contrapeso para ayudar a detener la inflamación cuando ya no es necesaria.

Desafortunadamente, nuestro suministro de alimentos modernos contiene una cantidad excesiva de ácidos grasos omega-6 que promueven la inflamación y cantidades deficientes de ácidos grasos omega-3 que apagan la inflamación.

Una cantidad excesiva del ácido graso omega-6 llamado *ácido linoleico* está presente en el suministro de alimentos, en forma de aceites vegetales, manteca y carne de animales alimentadas con granos, como lo son el maíz o la soja.

Afortunadamente, otra herramienta en la lucha contra los ácidos grasos inflamatorios omega-6, es el *ácido oleico*, un ácido graso que se encuentra en altas concentraciones en el aceite de oliva extra virgen . El ácido oleico es capaz de neutralizar la toxicidad del exceso de ácido linoleico. El consumo de aceite de oliva extra virgen (AOVE) cotidiano protegerá al organismo del exceso de ácido linoleico, y reducirá sus efectos negativos, inflamatorios en todo el cuerpo y el cerebro.

El aumento de la ingesta de ácidos grasos omega-3 se logra fácilmente mediante el consumo diario de suplementos con aceite de pescado. Aunque los frutos secos y el lino también contienen ácidos grasos omega-3, dos ácidos grasos omega-3 conocidos como EPA y DHA se encuentran en altas concentraciones únicamente en el aceite de pescado y no se pueden complementar fácilmente de otra forma.

Debido a la alta comercialización de aceite de pescado fraudulento y aceite de oliva de baja calidad en el mercado, se debe prestar especial atención al uso de las marcas correctas de aceite de pescado y de aceite de oliva extra virgen.

3

INICIO DEL PROTOCOLO NEMECHEK

¿Qué Tan Pronto Se Puede Iniciar El Protocolo Nemechek®?

Recomiendo que las personas consulten a su pediatra antes de comenzar el Protocolo Nemechek® en caso de que su hijo tenga menos de 12 meses de edad, si tiene otros problemas médicos de base a cualquier edad, o si el niño requiere medicamentos prescritos de forma regular, también antes de iniciar cualquier otro tratamiento nuevo.

Sugiero que mis pacientes inicien los suplementos con aceite de pescado, aceite de oliva e inulina a los primeros indicios de trastornos en el desarrollo. Comenzar el protocolo en niños saludables puede mejorar en gran medida sus posibilidades de mantenerse así y no desarrollar problemas de desarrollo, lesiones cerebrales acumulativas o rasgos del espectro autista.

Día a día en el Protocolo Nemechek®

No existe un orden o momento en particular en el día en que un padre deba administrar la inulina, el aceite de pescado o el aceite de oliva. Pueden tomarse juntos o por separado, con o sin alimentos y por la mañana o por la noche. Mientras algunos padres prefieren iniciar solo con los aceites durante las primeras semanas y luego sumar la inulina, generalmente recomiendo a mis pacientes iniciar todo al mismo tiempo.

Si mi paciente es mayor suelo comenzar con rifaximina en lugar de inulina, la rifaximina se debe tomar en dosis divididas, cada diez a doce horas.

Recomiendo comenzar a tomar el polvo de inulina orgánica pura llamada "Nemechek Blue®" (NemechekBlue.com) o la inulina en polvo producida por NOW Foods®. Para el aceite de pescado, recomiendo una marca de aceite de pescado llamada "Ultimate Omega" (en presentación líquida o en cápsulas) producida por Nordic Naturals® o "DHA-500" también producida por NOW Foods®.

Debido a que la calidad del aceite de oliva virgen extra disponible en el mercado es impredecible, recomiendo usar Nemechek Gold (NemechekGold.com) u otro aceite de oliva virgen extra que sea certificado por el Consejo del Aceite de Oliva de California (COOC) (COOC.com).

Recomiendo estas ya que son las marcas específicas que he usado exitosamente en mi consultorio a lo largo de los años. Debido a la cantidad de suplementos de mala calidad o fraudulentos y el aceite de oliva en el mercado, desviarse de estas opciones puede hacer que el protocolo falle y privar al niño de recuperarse.

También recomiendo eliminar todas las vitaminas, suplementos y remedios adicionales a menos que sean específicamente prescritos por un médico para una deficiencia de nutrientes diagnosticada (por ejemplo, deficiencia de hierro o vitamina D).

Primer Paso - Disminuir El Sobrecrecimiento Bacteriano

Ingrediente # 1 - Inulina o Rifaximina

La fibra prebiótica (Inulina) y el medicamento prescrito rifaximina (Xifaxan®) son mis dos opciones para equilibrar las bacterias intestinales. Comenzar el protocolo con inulina es mi enfoque preferido en niños más pequeños, mientras que prefiero comenzar con rifaximina en niños mayores ya que en estos últimos la inulina es menos efectiva.

Elegir Entre Inulina versus Rifaximina

- Si el niño es menor a 8 años, uso inulina para equilibrar las bacterias intestinales
- Si está entre los 8-14 años de edad, puedo comenzar con inulina o rifaximina
- Si tiene 15 años o más, recomiendo comenzar con rifaximina

Dosificación de la Inulina

- Dar un 1/8 de cucharadita de inulina en polvo
- Se puede añadirse a los alimentos o bebidas
- La dosis no cambia con la edad

Dosificación de la Rifaximina (Xifaxan®)

- 550 mg dos veces al día durante 10 días
- El medicamento puede triturarse y añadirse a los alimentos o bebidas de ser necesario
- Este no es un medicamento de venta libre y debe ser prescrito por un médico

Consulte los capítulos 4-8 para obtener más información sobre el uso de la inulina o rifaximina para disminuir el sobrecrecimiento de bacterias en el intestino delgado.

Segundo Paso - Reequilibrar los Ácidos Grasos

Ingrediente # 2-Aceite de Oliva Virgen Extra a Diario

Solo uso aceite de oliva extra virgen que está certificado por la COOC y hago que mis pacientes consuman el aceite de oliva diariamente crudo y sin cocer, ya sea tomado directamente como un medicamento o añadido en alimentos o bebidas. La cantidad mínima requerida de aceite de oliva se indica a continuación.

Menores de 2 años: cocinar alimentos diarios con AOVE

De 2 a 4 años: ¼-½ de cucharada de té (1,25-2,5 ml)

De 4 a 8 años: 1 cucharada de té (5 ml)

De 9 a 12 años: 2 cucharadas de té (10 ml)

De 13 a 17 años: 1 cucharada sopera (15 ml)

18 años o más: 2 cucharadas soperas (30 ml)

Dosis de Aceite de Oliva

Lista de aceites de oliva certificados por la COOC se puede encontrar en el apartado y en la web COOC.com. He descubierto que es más fácil para las familias comprar el aceite de oliva vía e commerce o directamente a través de pequeños productores de aceitunas regionales, en caso de que el aceite de oliva certificado por la COOC no esté disponible los mercados locales. Nemechek Gold es un aceite de oliva virgen extra rico en fenoles con certificación COOC, formulado para la salud de su hijo. Lea más al respecto en NemechekGold.com.

Ingrediente #3 - Aceite de Pescado Líquido a Diario

A menudo para iniciar recomiendo la presentación líquida de aceite de pescado producido por Nordic Naturals llamado Ultimate Omega (NNUO), o ¨DHA-500¨ producida por NOW Foods®.

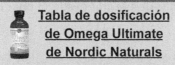

Tabla de dosificación de Omega Ultimate de Nordic Naturals

Menores de 1 año: Consulte con el pediatra sobre la ingesta diaria de aceite de pescado

De 1 a 2 años de edad: 1/8 de cucharada de té (0,6 ml)

De 3 a 5 años: 1/4 de cucharada de té (1,25 ml)

De 6 a 10 años: 1/2 cucharada de té (2,5 ml)

De 11 a 14 años: 1 cucharada de té (5 ml.)

De 15 a 17 años: 2 cucharadas de té (10 ml)

18 años o más: 1 cucharada sopera (15 ml)

Dosis de Aceite de Pescado

Qué esperar con El Protocolo Nemechek®

Dentro de las primeras semanas, muchos niños pueden mostrar mayor contacto visual, un mejor sentido de conciencia y de conexión. Esto se debe a que los efectos sedantes del ácido propiónico se han reducido o eliminado debido a un reequilibrio de las bacterias intestinales. Revise el capítulo dieciséis para una explicación más profunda del sobrecrecimiento bacteriano y el ácido propiónico.

Eliminar el efecto sedante también le brindará a los padres una mejor perspectiva sobre cuán neurológicamente desbalanceado está realmente su hijo. Algunos comportamientos pueden mostrarse peores ya que el ácido propiónico estaba suprimiendo su capacidad de manifestar dichos comportamientos, al igual que un medicamento lo haría. Tales comportamientos pueden ser de autoestimulación, ansiedad, agresividad, hiperactividad o insomnio. Los padres ahora están viendo a su hijo por primera vez sin que el niño esté sedado.

En otras palabras, el comportamiento de un niño puede empeorar de forma inicial, pero eso no significa que el protocolo no esté funcionando, significa que hemos descubierto una clave para la recuperación potencial y el punto de partida desde el cual comenzaremos a trabajar.

Dentro de las siguientes semanas o meses, los padres a menudo comienzan a notar mejoras en muchos aspectos relacionados a cualquier deterioro neurológico o retraso que su hijo haya estado experimentando. Aunque el ritmo puede parecer más lento de lo que uno podría esperar, la recuperación avanza de forma muy consistente.

La paciencia por parte de los padres es esencial porque no existe ningún método para lograr que el niño "mejore más rápido" y los esfuerzos para hacer esto a menudo conducen a que el progreso se detenga por completo.

Si el progreso se detiene o un padre siente que su hijo no está reaccionando adecuadamente al protocolo, deberá consultar los últimos capítulos del libro. Este capítulo es la versión corta del Protocolo Nemechek® donde los capítulos a continuación son los que entran a mayor detalle y están llenos de información para responder a las preguntas que surgirán de forma inevitable a medida que los nervios del niño se reparan y se podan, y a medida que estos inician un camino de verdadera recuperación.

PARTE II

LOS PRIMEROS TRES MESES

4

EVALUACIÓN DEL PROGRESO

E l éxito en la mejora y la recuperación neurológica en el Protocolo Nemechek® depende en mayor parte de un equilibrio saludable de bacterias intestinales. Sin este equilibrio, puede ocurrir poca o ninguna recuperación neurológica. La falta de recuperación en raras oportunidades es debido a dosis inadecuadas de aceite de pescado o aceite de oliva, por lo que les recomiendo a mis pacientes que no se alejen de las dosis recomendadas de aceite de oliva o aceite de pescado.

En esta sección explicaré cómo determino si existe progreso, cómo realizo cambios cuando no lo hay y cómo decido si se justifica o no un tratamiento adicional con estimulación del nervio vago.

La primera pregunta que hago al evaluar el éxito del protocolo con mi paciente es si el uso de inulina ha sido efectivo para reequilibrar las bacterias intestinales. Si no, la inulina debe cambiarse a rifaximina. Si el niño ya ha estado usando rifaximina, entonces deberá pasar de usarla de forma ocasional ("según sea necesario") a un régimen más agresivo de rifaximina, de dosificación cíclica o continua.

La segunda pregunta que hago es si la recuperación neurológica está ocurriendo en todas las áreas neurológicas que parecen estar lesionadas, disfuncionales o con retraso. Si el niño está experimentando solo una mejoría parcial (mejoras significativas en diversas áreas, pero poca o ninguna mejora en otras), se añadirán cinco minutos diarios de estimulación del nervio vago para abarcar aún más la recuperación neurológica. Podrá encontrar una amplia discusión relacionada a la ciencia y el uso de la estimulación del nervio vago en los capítulos 10 y 11 del libro.

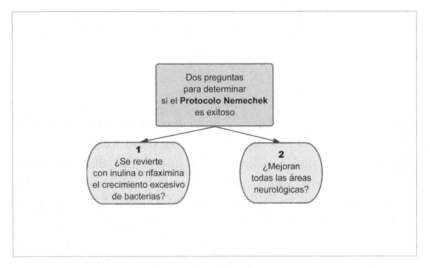

Determinando si el Protocolo Nemechek es Exitoso

Tan simple como esto suena, responder estas dos preguntas a veces puede ser complicado, ya que existen muchas cosas que pueden ocurrir una vez iniciado el protocolo, que podrían impedir el progreso y enmascarar la recuperación, de igual forma estas no son indicativo de una dosificación incorrecta. Los ejemplos podrían ser, iniciar con el protocolo, pero pasadas seis semanas el niño desarrolla una infección que amerita dos rondas de antibióticos, y luego otras cuatro semanas para recuperarse de los efectos de la enfermedad y el tratamiento antibiótico que le fue indicado.

Otro ejemplo podría ser que durante los primeros meses del protocolo la familia se muda y el niño experimenta muchos factores estresantes, incluido el cambio de escuela con diferentes rutinas, nuevos maestros y terapeutas. Ambos ejemplos son situaciones inevitables que pueden causar un efecto en la recuperación, especialmente al inicio.

Si ocurren eventos que interfieren, los padres y yo debemos tener en cuenta dichos eventos al momento de tomar decisiones, antes de determinar si un paso en particular en el protocolo está funcionando o no.

Patrones de Respuesta Iniciales al Protocolo Nemechek®

El Protocolo Nemechek® puede provocar inicialmente dos patrones de respuesta al tratamiento durante los primeros tres meses:

1. Mejora significativa del ritmo de recuperación.
2. Poca o ninguna mejora en el ritmo de recuperación.

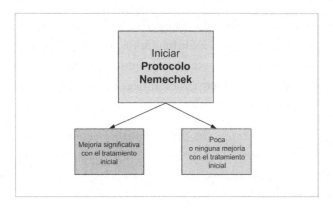

Patrones de Respuesta Iniciales

Determinar de forma objetiva respecto el progreso del niño es esencial para sacar el máximo provecho del Protocolo Nemechek®.

Todos los aspectos del desarrollo del niño deben ser considerados. Evalúo su conciencia, emotividad, función intestinal, hiperactividad, interacciones sociales y habilidades motoras. A veces es útil que un padre consulte con los maestros y terapeutas de su hijo sobre las observaciones actuales en comparación con cuando comenzaron, con la finalidad de ayudar a determinar en qué categoría de respuesta se encuentran.

Los maestros y terapeutas pueden ser de gran ayuda porque su currículo o programas a menudo poseen una naturaleza modular que constan de capítulos y niveles de habilidad. Como profesionales que interactúan con el niño de forma frecuente, están en una posición única para observar si el ritmo de aprendizaje o la mejora del desarrollo del niño ha aumentado o se ha estancado.

Una cosa importante que les digo a los padres es que no se centren únicamente en la capacidad de su hijo para hablar al momento de determinar su progreso. A menudo es el objetivo principal de los padres, pero la comunicación receptiva y expresiva son posiblemente uno de los procesos neurológicos más complejos y, como tal, frecuentemente son los procesos que toman el mayor tiempo para recuperarse de manera observable.

Una vez que los padres han categorizado lo bien que su hijo ha respondido a la inulina o rifaximina dentro de los primeros meses, el resto de este capítulo los ayudará a entender lo que hago a continuación para maximizar la recuperación dependiendo de la categoría a la que correspondan.

Las siguientes secciones de este capítulo están organizadas en función de la respuesta al tratamiento de mis pacientes. Los pacientes mejorarán constantemente o mostrarán una respuesta mínima o nula a la inulina o rifaximina.

Escenarios de Mejora Significativos

Si la inulina o la rifaximina son efectivas para equilibrar las bacterias intestinales y si el aceite de pescado y el aceite de oliva se dosifican correctamente, los padres deben notar mejoras en múltiples áreas de desarrollo durante los primeros tres a seis meses. Los tipos de mejoras incluyen cognición, comunicación, juego significativo, control emocional, socialización, función motora y función intestinal, estos comunes en la mayoría de los niños con los que he trabajado.

Si un ritmo significativo de recuperación ha iniciado y la inulina parece ser tolerada bien, no existe necesidad de ajustar la dosis de inulina, del aceite de pescado o aceite de oliva. Las dosis de aceite de pescado y aceite de oliva deben ajustarse solo aproximadamente cada uno o dos años a medida que el niño crece. La excepción es la inulina, su dosis no aumenta con el tiempo, incluso con cambios significativos en el tamaño o la edad del niño.

De igual forma, en algunos casos he observado mejoras que no son uniformes para todas las áreas, presentando una o dos áreas de preocupación que no manifiestan signos de mejora. A veces pueden mostrar una respuesta inicial que no se mantiene en el tiempo demostrando que los resultados solo fueron temporales. Cada uno de estos pronósticos se muestran a continuación.

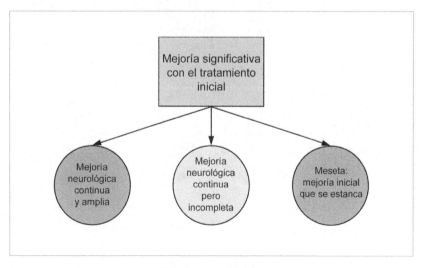

Pautas de Mejora Inicial

Escenarios de Poca o Ninguna Mejora

De forma ocasional es difícil notar los beneficios iniciales en niños tratados con inulina, debido a la superposición de ansiedad, hiperactividad y agresión que se revelan durante el despertar. Estos problemas pueden surgir cuando la inulina ha eliminado efectivamente el exceso de ácido propiónico, que revela la verdadera magnitud del desequilibrio neurológico subyacente que sufre el niño. En algunos niños, el aumento de la ansiedad, la agresividad y la hiperactividad es tan extremo que debe interrumpirse la inulina.

Denomino esta situación como "intolerancia a la inulina." Si el aumento de estos comportamientos es tolerable, la inulina puede continuarse, y los comportamientos negativos se irán resolviendo a medida que el sistema nervioso continúe recuperándose.

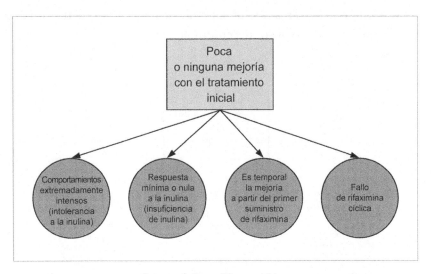

Patrones de Poca o Ninguna Mejora

Si la inulina es bien tolerada, pero no existe una mejora significativa en el ritmo de recuperación neurológico después de varios meses, considero la inulina como ineficaz y denomino esto "fracaso de la inulina."

También he descubierto que a veces la falta de progreso del niño con el uso de inulina se debe a la mala calidad o a la inulina posiblemente fraudulenta/falsificada. He tenido pacientes que no mostraron respuesta al protocolo después de un año de uso de inulina, pero repentinamente experimentan un despertar a los pocos o varios días después de cambiarse a una inulina perteneciente a alguna de las marcas por mi aprobadas, cuando previamente se le administraba una marca no recomendada o comprada a través de sitios web de terceros. Lo mismo ha ocurrido con la rifaximina. La *autenticidad del producto* es una variable que siempre debo tener en cuenta.

Y finalmente, si no hay progreso a lo largo de varios meses después de tomar rifaximina, lo más probable es que el niño experimente una "recaída rápida tras el uso de rifaximina", y requerirá rifaximina cíclica o continua para mantener un ritmo constante de recuperación.

5

MANEJO DE UNA RECUPERACIÓN EXITOSA

La respuesta más frecuente al Protocolo Nemechek® es un constante y amplio estado de recuperación que puede continuar durante años. La inulina mantiene el equilibrio bacteriano intestinal fácilmente y protege de las recaídas a pesar de la exposición a antibióticos, enfermedades intestinales, anestesia, baja motilidad intestinal y otras causas de recaída bacteriana intestinal.

Por estas razones, la inulina de forma inicial es mi método preferido para equilibrar las bacterias intestinales. El hecho de que la inulina también sea barata y se encuentre ampliamente disponible en todo el mundo también son factores obviamente positivos. Desafortunadamente, algunos niños pueden experimentar un fracaso de la inulina, una meseta en su progreso cuando la inulina no parece seguir funcionando.

Una vez que un niño desarrolla fracaso de la inulina, requerirá tratamiento con rifaximina para equilibrar sus bacterias intestinales. Una vez alcanzada la edad de quince años, voy a comenzar preferentemente a los pacientes con rifaximina ya que las posibilidades de una respuesta a largo plazo a la inulina son muy bajas en mi experiencia.

Si la rifaximina no está disponible fácilmente, recomiendo iniciar a un niño de cualquier edad con inulina junto con aceite de pescado y aceite de oliva porque la combinación podría ser suficiente para dar lugar a un cambio positivo en la recuperación, incluso en niños mayores. Una vez que la rifaximina esté disponible, entonces la inulina se puede suspender.

Cuando se trata inicialmente con rifaximina, los padres deben ser pacientes porque es posible que no noten ninguna mejoría durante un período de cuatro a ocho semanas. Debido a que la rifaximina es clasificada como un antibiótico, muchos padres parecen esperar una recuperación más rápida, pero bien sea con la administración de inulina o rifaximina, la recuperación en estos niños se produce de forma lenta y continua. A diferencia de otros antibióticos con los que los padres están familiarizados, la rifaximina reequilibra las bacterias intestinales, lo que permite que el sistema nervioso comience a recuperarse, un proceso que continuará después de completar el curso de la rifaximina.

Los niños tratados inicialmente con rifaximina tienden a ser mayores, a menudo manifestarán un "*despertar*" menos reconocible, tienen mayor retraso en el desarrollo, un mayor grado de retraso en la madurez y más lesiones cerebrales acumulativas. Por todas estas razones, los niños mayores parecen recuperarse "más lentamente" que los niños más pequeños. La verdad es que el ritmo de recuperación es el mismo, pero los niños mayores solo tienen un mayor déficit neurológico del que recuperarse.

Si el niño ha sido tratado con rifaximina, existe la posibilidad de que cualquier tratamiento adicional con antibióticos, enfermedad intestinal, anestesia general o poca motilidad intestinal, debido a la disfunción autonómica subyacente, pueda desencadenar una recaída en el sobrecrecimiento bacteriano intestinal (SIBO) que detendrá su recuperación.

Con una recaída en las bacterias intestinales, los padres pueden notar nuevamente algunos de los síntomas que habían estado mejorando después de la rifaximina o simplemente un estancamiento general en el ritmo de su recuperación neurológica. Si no existen otras circunstancias razonables para explicar el cambio en el comportamiento, creo que el niño tendrá que volver a ser tratado con rifaximina si los síntomas de recaída persisten durante un período mayor a catorce días.

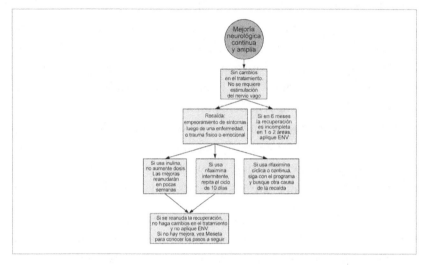

Manejo de la Recuperación Continua y Amplia

Es necesario esperar aproximadamente catorce días antes de repetir la dosis de rifaximina ya que el empeoramiento de los síntomas podría deberse a una alteración intestinal leve (por virus, medicamentos, alimentos contaminados) o un trauma cerebral emocional, físico o inflamatorio y estos mostrarán signos de mejoría antes de que se complete el período de espera de dos semanas.

Las infecciones sinusales o dentales crónicas de bajo grado son eventos muy comunes que pueden causar un empeoramiento temporal y prolongado de los síntomas que podrían malinterpretarse como una recaída, sin serlo en realidad. Una leve secreción nasal, tos o alergia pueden causar suficiente estrés neurológico para empeorar la ansiedad, la hiperactividad, la agresión y la autoestimulación. Un curso simple de diez días de aerosol nasal con corticosteroides (por ejemplo, fluticasona de venta libre) puede mejorar los síntomas y conducir nuevamente a una trayectoria de mejoría.

Una vez que la inflamación excesiva se reduce sustancialmente, la función inmune mejora y podrá comenzar a recuperarse el niño de forma más efectiva de infecciónes de bajo riesgo, especialmente las vinculadas a dientes y encías. El aumento del dolor dental debido a la mejora de la función inmune también es una causa frecuente de deterioro del comportamiento, especialmente si ocurre un mes o dos después de mejorar el equilibrio de las bacterias intestinales con el uso de rifaximina.

Los traumas emocionales como mudarse a un nuevo hogar, comenzar en una escuela nueva o un cambio de terapeuta, el aumento del estrés en el hogar (pandemia, divorcio o separación) y el acoso escolar son solo algunos ejemplos de situaciones que pueden causar una interrupción temporal en la recuperación. Es posible que la recuperación no vuelva a ser notoria hasta que se haya solucionado el escenario estresante o se haya establecido una nueva rutina.

Los padres deben monitorear todos los aspectos del desarrollo neurológico de sus hijos para estar seguros de que estos siguen recuperándose. A veces, pasados cuatro a seis meses, los padres notarán que la recuperación de su hijo no fue tan completa como debió ser o que el progreso se ha ralentizado mucho o incluso puede parecer haberse detenido por completo. Como fue mencionado anteriormente, los maestros y terapeutas pueden ser de gran ayuda para detectar si el progreso del niño se ha estancado.

Como se muestra en el siguiente gráfico, si el nivel de recuperación neurológica es amplio, sutil y sostenido, no se requiere realizar ningún cambio al tratamiento.

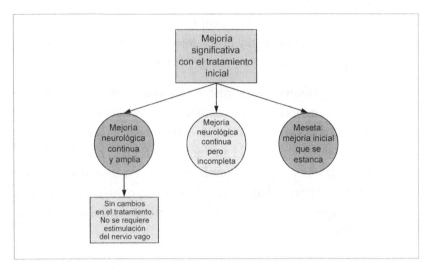

Patrones de Mejoría

A veces el niño continuará recuperándose, pero después de varios meses es evidente que la recuperación es incompleta o estancada. Si ocurre una recuperación incompleta, se requiere realizar cambios al protocolo.

6

MESETA EN LA RECUPERACIÓN

O tro patrón de respuesta que los padres pueden observar es que el niño experimenta una mejora significativa, pero después de varios meses el ritmo de recuperación se ralentiza drásticamente e incluso puede llegar a detenerse por completo. Dar con esta meseta y es generalmente más fácil de notar de lo que uno podría pensar. Los padres, terapeutas y maestros a menudo comparten la misma observación de que el ritmo de progreso del niño ha llegado a un punto muerto.

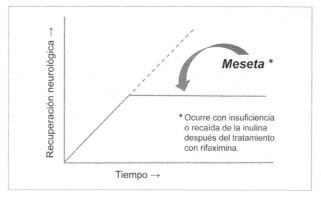

Meseta en la Recuperación

Lo primero que hago si creo que el paciente se ha estancado es buscar nuevos factores que podrían estar alterando el equilibrio intestinal o causando un nuevo trauma cerebral. Esto podría ser un nuevo suplemento o probiótico que se ha ofrecido, un nuevo trauma significativo (físico, emocional o inflamatorio), o una nueva infección crónica como sinusitis o una infección dental.

Factores que interrumpen la recuperación al usar inulina

- Lesión cerebral física (conmoción cerebral, evento subconcusivo)
- Trauma emocional (acoso, cambio abrupto de rutina, pérdida de un ser querido)
- Traumatismo inflamatorio (infección aguda, cirugía, vacunación)
- Infecciones recientes o uso de antibióticos
- Adición de nuevo suplemento o remedio
- Adición de probióticos
- Infección o dolor dental

Los traumas emocionales son más comunes de lo que la mayoría de los padres creen. Con frecuencia me encuentro con niños cuyo progreso es interrumpido temporalmente debido a un evento emocional que un adulto considera menor, pero que de hecho es bastante significativo para el niño. He visto la angustia asociada al cambio de un terapeuta familiar o profesor, a algún cambio en la escuela, al acoso o conflicto continuo con compañeros, a un hermano que se muda de casa para ir a la universidad, jet lag después de un vuelo largo y difícil, o un padre que comienza a viajar por trabajo puede ser suficiente trauma para estancar el progreso de un niño, por un tiempo determinado.

Cuando se produce una meseta, me cercioro de que mis pacientes dejen de usar o no hayan incorporado suplementos, remedios herbales, agentes quelantes, productos homeopáticos, probióticos o cualquier otro producto. También tratamos cualquier infección potencial que pueda haber. La recuperación debe iniciar nuevamente pasadas un par de semanas después de eliminar el evento lesivo, o después del trauma físico o emocional.

Estoy en total desacuerdo con los muchos "expertos en salud" que recomiendan probióticos para niños y adultos con el fin de mejorar su salud intestinal. Si bien el concepto de simplemente agregar algunas "bacterias buenas" es tentador, la ciencia médica formal no sustenta de forma firme el uso de probióticos para la salud intestinal. Personalmente, he atendido a pacientes que han sido gravemente perjudicados por el uso de probióticos. En un caso, un adolescente neurotípico pasó a estar en una silla de ruedas y perdió la capacidad del habla después de que se le hubiesen prescrito probióticos.

Una causa común de la interferencia en la recuperación es la infección sinusal crónica, que puede presentarse de forma sutil, únicamente manifestando secreción nasal crónica o tos leve. El tratamiento a base del corticosteroide nasal de venta libre fluticasona administrado una o dos veces al día, es una forma segura y simple de tratar las infecciones sinusales crónicas, y no alterará el equilibrio bacteriano intestinal como podrían hacerlo los antibióticos comunes.

Mientras el paciente esté usando marcas aprobadas de inulina, aceite de pescado y aceite de oliva, cambiarse de marca o realizar cambios sutiles en la dosis probablemente no solucionará el problema y, a menudo, solo conducirá a una confusión sobre el verdadero origen de la recaída. Las fluctuaciones en el comportamiento que a menudo se notaban a partir de estos cambios inevitablemente iban a ocurrir, independientemente de que los cambios sean realizados o no.

Con demasiada frecuencia he presenciado que los padres aumentan y disminuyen las dosis después de algunos cambios menores en el comportamiento de sus hijos. Cambiar rápidamente la dosificación de esta forma, solo complica el protocolo. Los padres confunden las fluctuaciones comunes en el comportamiento que eventualmente se corregirían sin hacer nada, con constancia y el sostén de las dosis adecuadas cotidianas.

"El factor más influyente en la nula mejoría o una meseta en el ritmo de recuperación es la pérdida del equilibrio de las bacterias intestinales, y no la dosis del aceite de pescado o del aceite de oliva."

Si los esfuerzos por encontrar cualquier causa continua de interferencia han fallado, es muy probable que el sobrecrecimiento bacteriano del intestino delgado haya regresado a pesar del uso continuo de inulina; una vez que yo haya concluido que el paciente tiene "fracaso de la inulina" esta es suspendida, y trato al paciente con rifaximina.

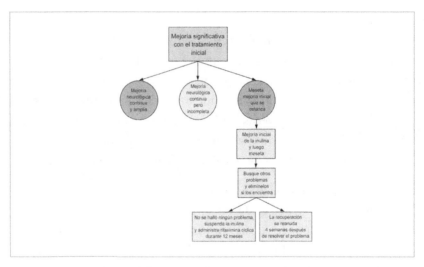

Manejo de la Meseta con la administración de Inulina

He mencionado antes que no tengo certeza de por qué ocurre fracaso de la inulina, pero especulo que es porque una especie distinta de bacterias que no responde a los efectos prebióticos de la inulina, que se hospeda en el intestino delgado.

Recuerde, la microbiota intestinal (la unión de todas las bacterias intestinales) se compone de mil o más especies distintas, cada una con respuestas potencialmente diferentes a los efectos prebióticos de la inulina.

La combinación de bacterias intestinales en un niño cambia naturalmente a medida que alcanza los diez años de edad en adelante. Es muy posible que los niños pequeños con sobrecrecimiento bacteriano del intestino delgado tiendan inicialmente a estar colonizados por una especie de bacterias que responden de forma positiva a los efectos prebióticos de la inulina.

Debido al tiempo que transcurre o algún otro factor desconocido, una bacteria distinta, no controlada por la inulina puede comenzar a crecer en el intestino delgado. Esta bacteria también puede desencadenar la fuga de citoquinas proinflamatorias que fluyen hasta el cerebro, causando que la curva de recuperación del niño se aplane.

En los adultos, el 75% de los casos de sobrecrecimiento bacteriano ocurre con solo una especie de bacteria colónica que prolifera en exceso en el intestino delgado. En aproximadamente el 24% de los casos, el sobrecrecimiento bacteriano del intestino delgado ocurre con la presencia de solo dos especies provenientes del intestino grueso. Las especies en sobrecrecimiento pueden variar de persona a persona. Todavía no se han realizado estudios de esta índole en población pediátrica.

Para la explicación que enunciaré a continuación, imagine que la única especie bacteriana involucrada en el sobrecrecimiento bacteriano de un niño pequeño es inhibida por los efectos prebióticos de la inulina. Nos referiremos a esta especie como bacteria tipo A.

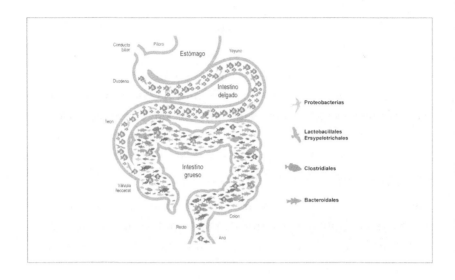

Sobrecrecimiento con Bacterias Tipo A Sensibles a los Efectos de la Inulina

Debido a que la bacteria A es inhibida por la adición de inulina, esta última controla adecuadamente el sobrecrecimiento, lo que da paso a la recuperación neurológica. Sin embargo, quedan mil otras especies dentro del colon, muchas de las cuales no son controladas por aquella.

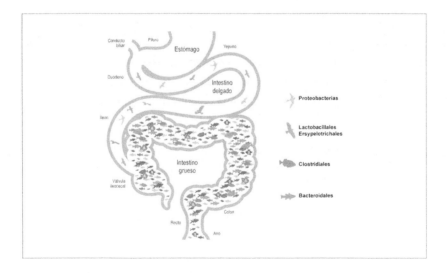

A medida que las bacterias intestinales del niño evolucionan naturalmente, una especie resistente a la inulina (especie B) puede eventualmente migrar hacia el intestino delgado y proliferar de forma
descontrolada y convertirse en la nueva forma de sobrecrecimiento
bacteriano, la cual es resistente a la inulina.

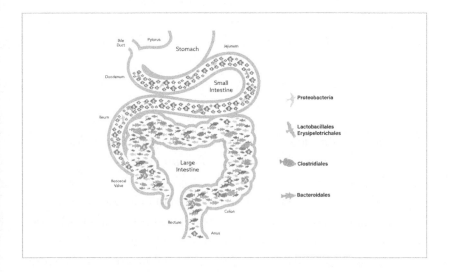

Sobrecrecimiento con Bacterias Tipo A Resistentes a los Efectos de la
Inulina

El sobrecrecimiento bacteriarino atribuible a bacterias del tipo resistente a la inulina desencadenará una vez más la misma serie de
eventos que conducen a la inflamación excesiva y a detener la recuperación que ya fue alcanzada, lo que resulta en más retraso en el
desarrollo y lesiones cerebrales acumulativas.

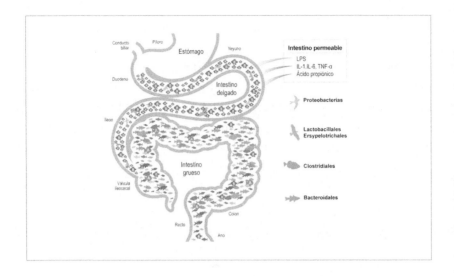

La Fuga de Citoquinas Inflamatorias puede migrar hacia el Sistema Nervioso e Inhibir la Recuperación

Si sospecho que mi paciente está experimentando un fracaso de la inulina y ha alcanzado una meseta en su progreso, creo que el mejor curso de tratamiento a este punto es interrumpir la inulina y tratarlo con un curso de diez días de rifaximina. La inulina no se inicia nuevamente después del tratamiento con rifaximina, ya que sus efectos beneficiosos han demostrado ser insuficientes para controlar el sobrecrecimiento.

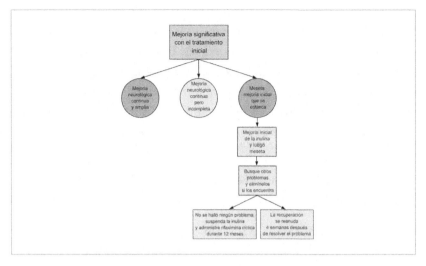

Manejo de la Meseta con la administración de Inulina

Cuando un niño presenta síntomas evidentes que mejoran con un curso aislado de rifaximina pero que obviamente regresan al finalizar el ciclo de esta droga, dado que se evidencia recaída del sobredesarrollo bacteriano (manifestado como contacto visual deficiente, disminución de la capacidad de respuesta, eccema, agresividad o diarrea), la terapia con rifaximina de forma intermitente, parece funcionar bien como una estrategia para mitigar dicho desequilibrio.

La rifaximina es un antibiótico único, algunos investigadores han sugerido que se coloque en una nueva categoría llamada "eubiótico." Este término se sugiere porque la rifaximina tiene un efecto neutro sobre el microbiota intestinal, a diferencia de la mayoría del resto de los antibióticos.

A diferencia de otros antibióticos comunes, la rifaximina no afecta la biodiversidad bacteriana intestinal, y el desarrollo de resistencia bacteriana a la rifaximina a largo plazo es rara, incluso con dosis diarias continuas durante períodos de un año o más. Y debido a que la rifaximina no es absorbida hacia el torrente sanguíneo, es difícil que la rifaximina interactúe de forma anómala con otros medicamentos, que irrite otros órganos como el hígado o que cause efectos secundarios sistémicos.

Si llegase a producirse resistencia a la rifaximina, le pido a mi paciente que simplemente suspenda la rifaximina durante algunas semanas, lo que resulta en la desaparición de las cepas de bacterias resistentes. Si una cepa resistente a la rifaximina se desarrolla mientras se está en un ciclo de 10 días, se puede afirmar que la cepa resistente desaparecerá en los 20 días transcurridos entre cada ciclo.

Manejo de una Meseta en el Progreso en un Niño Previamente Tratado con Rifaximina

En un paciente previamente tratado con un solo ciclo de rifaximina, cuya recuperación se ha detenido, el tratamiento amerita enfocarse en buscar factores que podrían interrumpir o desencadenar una recaída del sobrecrecimiento bacteriano. Considere que la lista de factores capaces de desencadenar una recaída después del uso de rifaximina es más larga que la lista de factores capaces de desencadenar una recaída temporal mientras se administra inulina.

Factores que interrumpen la recuperación después de usar rifaximina

- Trauma físico o emocional
- Anestesia general
- Tratamiento con antibióticos
- Adición de nuevo suplemento
- Adición de nuevos probióticos
- Infección crónica
- Cirugía abdominal
- Colonoscopía

Si la recuperación de un niño que ha sido previamente tratado con un solo ciclo de rifaximina parece ralentizarse o detenerse, esta meseta en la recuperación se debe a una recaída del sobrecrecimiento bacteriano dentro del intestino delgado, y se requerirá de un nievo ciclo de rifaximina. Esta meseta es similar a lo que puede ocurrir con el fracaso de la inulina.

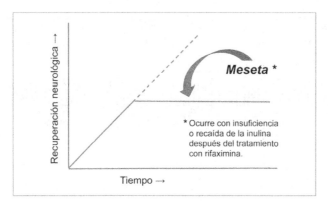

La Meseta

Después de repetir la administración una segunda ronda de rifaximina, el niño debe comenzar a manifestar una mejoría neurológica renovada, aproximadamente cuatro semanas después de completar el ciclo de rifaximina. Desafortunadamente, muchos niños parecen recaer uno o dos meses después del curso inicial de rifaximina. Sus síntomas de recaída no son muy obvios y, a menudo, solo pueden deducirse por el retraso en la recuperación.

Debido a que la rápida recaída detendrá la recuperación, generalmente recomiendo repetir el ciclo de diez días de rifaximina de forma mensual, en un horario regular durante un mínimo de doce meses. Denomino esto como "ciclos mensuales de rifaximina." Por ejemplo, si durante el primer mes el niño recibe la rifaximina del día 5al 14 del mes, se les administrará la rifaximina los mismos días de cada mes durante los siguientes once meses.

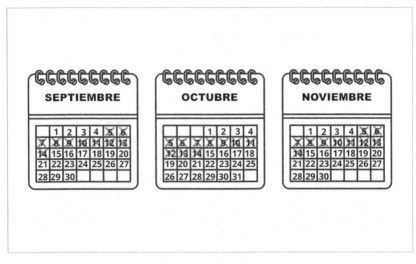

Ciclos Mensuales de Rifaximina

Con frecuencia, al final del duodécimo ciclo, el niño habrá experimentado niveles significativos de mejora constantes. En mi práctica actual, tengo varios cientos de niños recibiendo tratamiento con ciclos mensuales de rifaximina, y está demostrando ser un abordaje seguro y efectivo para mantener un patrón consistente hacia la recuperación.

Muchos padres están optando por continuar con ciclos mensuales de rifaximina incluso después de los primeros doce meses para evitar el riesgo de recaída y continuar con la recuperación de sus hijos.

Después de doce meses de rifaximina administrada en ciclos, algunos niños alcanzarán un nivel de recuperación de la motilidad intestinal que su riesgo de desarrollar sobrecrecimiento bacteriano nuevamente después de suspender la rifaximina, se reduce.

Estos niños pueden hacer la transición a rifaximina intermitente donde los ciclos a repetición de rifaximina se basan en las observaciones de los padres, administrándola según necesidad cuando noten que se haya estancado la recuperación al advertir síntomas de recaída. La única forma de determinar qué tan rápido un niño puede tener una recaída es simplemente suspendiendo la rifaximina y viendo qué sucede con el progreso de su recuperación.

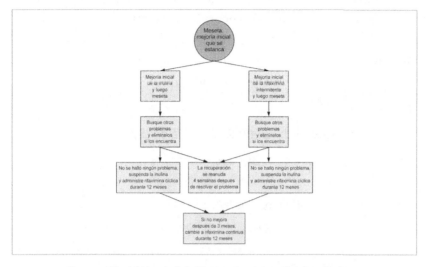

Comparación del Manejo de la Meseta mientras se administra Inulina o Rifaximina

Recaída del Sobrecrecimiento Bacteriano del Intestino Delgado

Los tres principales factores conocidos por contribuir al sobrecrecimiento bacteriano del intestino delgado son la pérdida de biodiversidad de la microbiota intestinal, baja motilidad intestinal y factores externos.

La pérdida de especies bacterianas pertenecientes a la microbiota intestinal ha estado ocurriendo lentamente durante muchas generaciones, como un daño adicional a las bacterias intestinales, causado por antibióticos, conservantes, pesticidas, etc., se transmite de madres a hijos, y posteriormente de las niñas a sus hijos.

La motilidad intestinal baja o lenta, es un factor de riesgo predisponente para el sobrecrecimiento bacteriano, y puede ser causado por la disfunción del sistema nervioso autónomo a raíz eventos agudos (lesión cerebral aguda o conmoción cerebral, lesión cerebral acumulativa) y por condiciones médicas (estrés inflamatorio crónico, esclerodermia, insuficiencia renal crónica).

Los factores externos también pueden desencadenar el sobrecrecimiento bacteriano, estos incluyen, medicamentos y suplementos (antiácidos como los inhibidores de la bomba de protones, antibióticos o probióticos), anestesia general, procedimientos médicos (cirugías biliares, apendicectomía, histerectomía, resección estomacal o intestinal) e infecciones intestinales agudas.

Causas del crecimiento bacteriano excesivo

Baja biodiversidad

Movilidad intestinal lenta

Inhibidores de la bomba de protones

Uso de antibióticos

Cirugía abdominal

Anestesia general

Infecciones intestinales agudas

La causa más probable de las recaídas recurrentes es la baja motilidad del tracto intestinal causada por una disfunción autonómica subyacente, a menudo a raíz de lesiones cerebrales previas. El SNA controla la propulsión del tracto intestinal, si el SNA sufre daños, la propulsión se ralentiza. Las lesiones cerebrales pueden ser relativamente menores, pero debido al fenómeno acumulativo de dichas lesiones, estas se añadirán unas a las otras y generarán un impacto significativo en el niño. Revise los capítulos catorce y diecisiete para obtener más información sobre las lesiones cerebrales acumulativas.

La recaída rápida es frecuente en pacientes adultos y a menudo necesitan ser tratados con ciclos repetidos de rifaximina. He descubierto que después de tres a seis ciclos de rifaximina, las funciones del sistema nervioso autónomo y la motilidad intestinal mejoran lo suficiente como para que disminuyan o finalicen los requerimientos de rifaximina a repetición.

El uso crónico de antiácidos conocidos como inhibidores de la bomba de protones (IBP) también son una causa frecuente de recaída en el sobrecrecimiento bacteriano. El flujo de ácido estomacal hacia el intestino delgado crea una barrera importante para el sobrecrecimiento de bacterias. El uso de antiácidos IBP se traduce en una profunda disminución de la producción de ácido estomacal, que puede resultar en sobrecrecimiento bacteriano en el lumen del intestino delgado.

Los IBP a menudo se prescriben en niños para tratar el reflujo gastroesofágico severo y no se pueden simplemente suspender, debido al daño potencial que podría causar en el esófago del niño, así como el dolor que este podría experimentar. Dado que el reflujo esofágico puede causar cicatrices permanentes y estrechamiento del lumen del esófago, recomiendo fuertemente no interrumpir el tratamiento con IBP sin antes consultar al médico tratante.

Otro factor que contribuye al sobrecrecimiento bacteriano recurrente es la baja biodiversidad de las bacterias intestinales (bajo número de especies bacterianas intestinales). En estudios realizados en adultos diagnosticados con enterocolitis por *Clostridium difficile* (una forma de sobrecrecimiento bacteriano compuesto por una sola especie bacteriana tóxica), los individuos con menor biodiversidad intestinal son más propensos a recaer de forma espontánea o simplemente no responden a la terapia antibiótica.

Aunque la lista de factores desencadenantes del sobrecrecimiento bacteriano recurrente es corta, espero que la lista crezca a medida que se identifiquen más y más factores ambientales denominados como detonantes de las recaídas.

7

RECUPERACIÓN INCOMPLETA

De forma ocasional, veo escenarios donde la recuperación parece ser parcial o incompleta. Un ejemplo de esto podría ser cuando, a pesar de las mejoras en la comprensión, la comunicación expresiva y la socialización, el niño está presentando poca o ninguna mejoría relacionada a otros aspectos neurológicos, como la motilidad gruesa. O, podría ser un niño con mejoras en el habla, la socialización y el estreñimiento, pero su intensa hiperactividad y rabietas no han mostrado ningún signo de mejoría.

Si la recuperación continúa en determinadas áreas pero no en otras, sugiero añadir cinco minutos de estimulación transcutánea del nervio vago (ETNV) por día. Esto disminuirá los niveles de inflamación al nivel cerebral, permitiendo que las áreas restantes comiencen a recuperarse también.

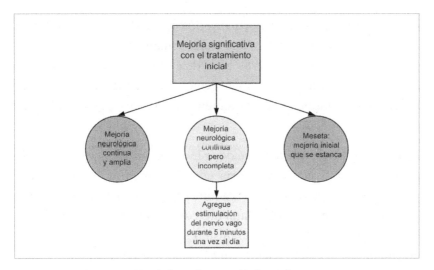

Manejo de una Recuperación Incompleta

La estimulación del nervio vago no acelera la recuperación, pero reduce aún más la inflamación para así ayudar a estimular la recuperación en todas las áreas del sistema nervioso.

A menudo dentro de las primeras 6-8 semanas de iniciar la estimulación del nervio vago, los aspectos neurológicos que presentaban retrasos también comienzan a mejorar.

En mi trabajo con los padres y sus hijos, he visto varias tablas y diarios que registran el desempeño diario de los niños y las dosis administradas. Si bien mantener un seguimiento de los cambios en las dosis es importante, recomiendo tener un registro del progreso neurológico, pero *solo de forma mensual*. Dado que la recuperación neurológica es un proceso lento, todos los niños tienen "días buenos y días malos." Realizar registros con demasiada frecuencia podría conllevar a una mala interpretación de los altibajos de rutina, presentes en el comportamiento, estos podrían considerarse como una recaída y aumentar la ansiedad de los padres.

Centrarse demasiado en los cambios de comportamiento que ocurren a corto plazo es un error común y a menudo conduce a realizar cambios innecesarios en la terapia. Recuerde, incluso el comportamiento de los niños neurotípicos puede fluctuar de forma diaria. Tener un mal día o una mala semana a menudo no tiene consecuencias y los esfuerzos para determinar las causas de cada evento bueno o malo generalmente conducen a conclusiones erradas, fallas en el tratamiento y agotamiento emocional por parte de los padres.

También recuerde que aunque dos niños con autismo pueden haber caído en el autismo a la misma edad y comenzar el protocolo a edades similares, pueden tener caminos muy diferentes hacia la recuperación porque no necesariamente comienzan con el mismo nivel de retraso en el desarrollo o el mismo número de lesiones. El sobrecrecimiento causado por distintas especies de bacterias puede resultar en diferentes niveles de inflamación y producción de ácido propiónico, lo que se traduce mayor o menor grado de deficiencia del contacto visual o de la falta de conciencia.

Los distintos antecedentes de trauma cerebral (físico, emocional e inflamatorio) resultarán en diferentes niveles de lesión cerebral acumulativa que cada niño expresa de forma individual y que a menudo se manifiesta como hiperactividad, ansiedad, agresividad, reflujo gastroesofágico y constipación. Las diferencias genéticas en ambos niños pueden manifestarse en distintos niveles de sensibilidad cerebral hacia la inflamación crónica, que a su vez conduce a diversos grados de retraso del desarrollo (leve, moderado o severo).

La Adición de la Estimulación del Nervio Vago

Explicaré la ciencia de la estimulación del nervio vago (VNS por sus siglas en inglés) en detalle en los capítulos diez y once, pero para fines de comprensión es un elemento que forma parte del tratamiento del Protocolo de Nemechek® que también menciono aquí.

La estimulación del nervio vago (VNS) mejora la recuperación al reducir aún más la inflamación cerebral del niño, lo que permite que los mecanismos naturales de reparación, poda y rejuvenecimiento del cerebro funcionen de forma más efectiva en todo el cerebro.

La estimulación del nervio vago se puede realizar implantando quirúrgicamente un dispositivo en el pecho o colocando un electrodo en la parte anterior y posterior de ciertas áreas de la oreja, llamadas concha y trago. La estimulación a través de la piel se conoce como VNS transcutánea (tVNS) y utiliza corrientes tan bajas que el niño no puede sentir ninguna sensación eléctrica y solo siente la suave presión ejercida por el clip.

La VNS transcutánea solo es necesaria por cinco minutos al día y se puede realizar mientras el niño está despierto o dormido. VNS tiene un antecedente de seguridad que fue probado con décadas de uso, como tratamiento para la epilepsia y la depresión. Aunque cinco minutos de VNS diarios parecen insignificantes, tiene el potencial de disminuir la inflamación sistémica durante 24-36 horas.

Recuerde, el objetivo final del Protocolo Nemechek ® es reducir la inflamación cerebral lo suficiente como para permitir que el sistema nervioso se repare a sí mismo.

En resumen, la tVNS no es requerida en todos los niños, ya que en mi experiencia muchos pueden recuperarse completamente del autismo y del retraso del desarrollo sin esta. Si el paciente parece estar recuperándose por completo, la estimulación del nervio vago no es necesaria y su uso no acelerará su recuperación. Si el paciente está mejorando, pero ciertos aspectos de su deterioro neurológico se están quedando atrás, recomiendo añadir tVNS. Y finalmente, en mi experiencia los niños a partir de los trece años en adelante, a menudo requerirán estimulación del nervio vago.

8

POCA O NINGUNA MEJORA

Estrategias para el Manejo de la Intolerancia a la Inulina, Ausencia de Respuesta a la Inulina o Rifaximina, y Fracaso de los Ciclos de Rifaximina

Como ilustra el siguiente gráfico, los patrones de fracaso inicial durante la aplicación del Protocolo Nemechek® pueden ser: intolerancia, mínima a inexistente respuesta, ó respuesta temporal. Determinar cuál aplica a cada individuo, me ayuda a guiar a los padres en este eventual escenario.

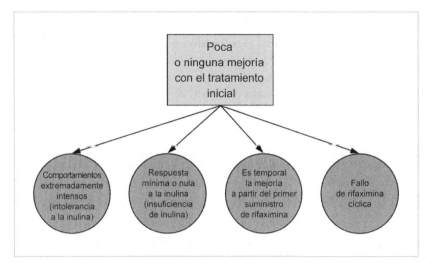

Patrones de Fracaso del Tratamiento Inicial

Manejo de la Intolerancia a la Inulina

De forma ocasional, algunos niños presentarán una reacción severa a la inulina, incluso a dosis extremadamente bajas. Los efectos secundarios intensos a la inulina, más frecuentes, son el aumento de la hiperactividad, la ansiedad y tal vez incluso la agresividad, que a veces pueden ser controladas reduciendo la dosis de inulina conservando el ritmo de recuperación. Algunos niños tendrán estas reacciones incluso a dosis tan bajas como 1/32 cucharadita. o 1/64 cucharadita de inulina al día.

En otros casos, algunos padres han aumentado de forma equivocada la inulina a dosis de una a dos cucharaditas por día con la esperanza de aumentar el ritmo de recuperación, o de obligar a que mejoren ciertos aspectos, como el habla. Estas dosis extremadamente altas de inulina también pueden desencadenar la misma ansiedad, agresividad e hiperactividad.

La ansiedad, la agresividad y la hiperactividad que evidencian los padres son erróneamente llamadas "segundo despertar", cuando en realidad es simplemente lo que denominó como intolerancia a la inulina. La explicación a la reacción excesivamente severa a la inulina

55

aún no es clara, pero es clínicamente consistente con una presión arterial cerebral subóptima, resultando en una oxigenación, también subóptima.

La hiperactividad, el aumento del hambre y el aumento de la sed son respuestas reflejas a las que el cerebro recurre con el propósito de mejorar la presión arterial y en la oxigenación cerebral.

La ansiedad y la agresividad son síntomas causados por la liberación de noradrenalina, la hormona natural de lucha (agresión) o huida (pánico, ansiedad) del organismo. La noradrenalina aumentará la presión arterial cerebral y disminuirá el estrés causado por bajo oxígeno, pero desafortunadamente causa los síntomas de lucha o huida.

A este punto, considero que la mejor opción es interrumpir por completo la inulina y tratar al paciente con ciclos de diez días de rifaximina. El reequilibrio de las bacterias intestinales con rifaximina no genera el mismo tipo de respuesta adversa y es igualmente eficaz para reducir el sobrecrecimiento bacteriano.

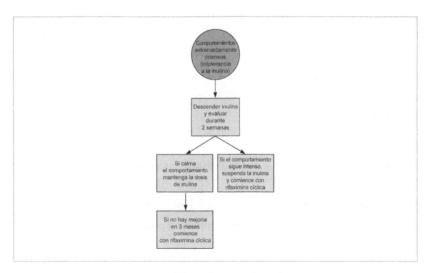

Manejo de la Intolerancia a la Inulina

En mi experiencia, muchos pacientes pueden sufrir una recaída por sobrecrecimiento bacteriano en el período de cuatro a ocho semanas de haber iniciado la primera ronda de rifaximina. Parece ocurrir tan frecuentemente que cuando se inicia la rifaximina después del fracaso de la inulina, a menudo sugiero iniciar con ciclos repetidos de diez días de rifaximina cíclica mensual, durante un mínimo de doce meses.

Por ejemplo, si durante el primer mes el niño recibe la rifaximina del día 4 al 13 de Abril, se les administrará la rifaximina los mismos días de cada mes durante los siguientes meses.

La dosificación cíclica de rifaximina ha representado un avance en el establecimiento de una vía consistente de recuperación para mis pacientes con autismo y retraso en el desarrollo.

Las mejoras observadas alcanzados los doce meses de tratamiento, son a menudo tan impresionantes que muchos padres optan por continuar el ciclo de rifaximina hasta que su hijo presenta comportamientos neurotípicos.

Respuesta Mínima o Nula, Posterior al Tratamiento Inicial con Inulina

La respuesta menos frecuente al Protocolo Nemechek® en mis pacientes es que no se observe una mejora significativa de los síntomas autistas o del desarrollo, después de los primeros tres a seis meses cumpliendo el protocolo.

Los niños que inicialmente presentaron fallas con el protocolo pueden seguir teniendo pequeñas mejoras debido a otros esfuerzos terapéuticos (por ejemplo, terapia del habla u ocupacional), pero no habrá un aumento significativo en el ritmo de recuperación.

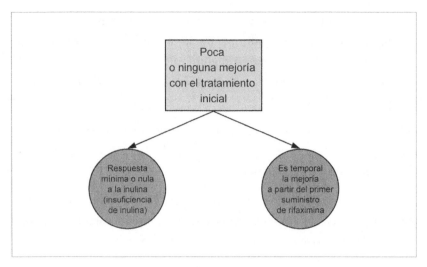

Patrones de Poca o Ninguna Respuesta al Tratamiento Inicial

Una advertencia antes de decidir que la administración inicial de inulina no funcionó. Muchos padres tienden a centrarse demasiado en querer notar inicialmente mejoras en el habla o la socialización, y pasarán por alto las mejoras que se están generando en la comunicación receptiva, las habilidades motrices finas o gruesas, el control de la ira o los comportamientos de regulación sensorial.

La capacidad de hablar es extremadamente compleja y no empieza a recuperarse hasta que se han desarrollado un nivel más avanzado de habilidad en la comunicación receptiva. Del mismo modo, aprender a socializar con niños desconocidos a menudo solo ocurre después de haber aprendido a socializar con los padres, hermanos y adultos no cercanos.

El intenso deseo de ver a su hijo comunicarse de forma normal y jugar con otros niños es bastante natural en los padres, pero desafortunadamente estos son algunos de los comportamientos más complicados de dominar y a menudo se desarrollan de manera tardía en el proceso de recuperación.

Si no ha habido un aumento sustancial en la recuperación a pesar de la administración de inulina y no ha habido interferencia de probióticos, antibióticos, suplementos o de alguna enfermedad crónica, entonces el niño ha experimentado fracaso de la inulina. Recomiendo el tratamiento con rifaximina. La inulina no se reinicia después de tratarlos con rifaximina.

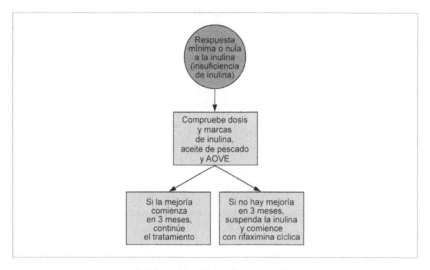

Manejo de la Poca o Ninguna Respuesta a la Inulina

Respuesta Mínima o Nula posterior al Tratamiento Inicial con Rifaximina

A veces, después de que un paciente es tratado con rifaximina no hay mejoría, o el niño parece recaer en apenas unos pocos días o semanas. Estos niños están experimentando una rápida recaída del sobrecrecimiento bacteriano del intestino delgado. Estas recaídas rápidas son probablemente debido a la motilidad intestinal lenta o baja a raíz de una disfunción autonómica subyacente (ver capítulos diez y catorce).

Mi abordaje más efectivo en este escenario es iniciar el ciclo de rifaximina con cursos mensuales de diez días de rifaximina cada uno, durante un mínimo de doce meses. El objetivo del ciclismo es mantener el sobrecrecimiento bacteriano suprimido lo suficiente para permitir que el sistema nervioso del niño continúe recuperándose.

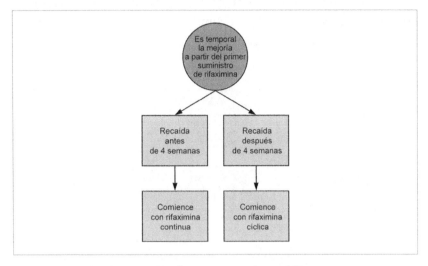

Manejo de la Respuesta Deficiente posterior al Inicio del Tratamiento con Rifaximina

Manejo del Fracaso de los Ciclos de Rifaximina

Aún con la administración de rifaximina de forma mensual, algunos pacientes no muestran signos de recuperación y esto se debe a que sufren recaídas incluso antes de que se inicie el siguiente curso de rifaximina.

Si un paciente no muestra ninguna mejoría después de tres meses recibiendo rifaximina cíclica, comienzo la administración de rifaximina de forma continua, dos veces al día, sin parar, junto con cinco minutos de estimulación del nervio vago al día.

La principal razón por la que los niños recaen rápidamente es debido a la motilidad intestinal lenta, a menudo debido al daño causado al sistema nervioso autónomo. Confío en que la adición de la estimulación del nervio vago, ayudará a asegurar que la motilidad intestinal mejore a un grado que permita que la rifaximina continua, pueda ser descontinuada en última instancia.

Mis primeros casos que requirieron rifaximina continua estuvieron relacionados a pacientes con autismo, mayores (de dieciséis a veinte años de edad) y extremadamente violentos. Estos pacientes presentaban una disminución significativa de sus tendencias violentas mientras la rifaximina era administrada, pero luego recaían a los pocos días de terminado el curso de diez días. Descubrí que aumentar el curso de rifaximina a catorce o veintiún días no era más efectivo a la hora de prevenir las recaídas.

Después de iniciar la rifaximina de forma continua, dos veces al día, el comportamiento violento disminuyó y no volvió a incrementarse. Con el tiempo, el comportamiento mejoró tanto que las dosis y la cantidad de medicamentos psiquiátricos indicados fueron reducidos paulatinamente y, a menudo, fueron suspendidos. En muchos de estos casos, los padres han optado por continuar administrando la rifaximina continua, por temor a que las recaídas violentas ocurrieran nuevamente.

Después de doce meses de terapia continua, recomiendo reducir la terapia con rifaximina al ciclo mensual con cursos de diez días. Si la recuperación se detiene nuevamente debido a las bacterias recidivantes, decido reiniciar la terapia continua durante otros 6 meses, y luego intento reducir a ciclos mensuales de nuevo. Pasado el tiempo, confío en que los ciclos mensuales con rifaximina también podrían suspenderse, requiriéndola solo de forma ocasional (intermitente).

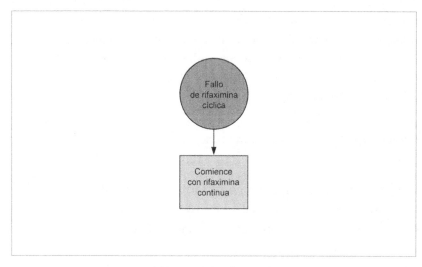

Manejo del Fracaso de la Rifaximina por Ciclos

La rifaximina administrada diariamente, ha sido utilizada de forma segura durante casi treinta años en pacientes con cirrosis hepática avanzada que padecen de encefalopatía hepática. Los pacientes con encefalopatía hepática reciben rifaximina dos veces al día de forma continua para evitar los peligros de la producción de amoníaco. Los estudios indican que el uso continuo de rifaximina no disminuye la biodiversidad bacteriana dentro de la microbiota intestinal.

Aunque la resistencia bacteriana a la rifaximina ocurre muy raramente, la resistencia desaparece rápidamente después de suspender la rifaximina durante apenas unas pocas semanas. La rifaximina puede retomarse con el mismo efecto positivo.

A forma de repaso, una vez iniciado el protocolo con la dosis adecuada de aceite de pescado y aceite de oliva y al comenzar a equilibrar el tracto intestinal con inulina o rifaximina, observo y registro el grado de recuperación que ocurre en los siguientes tres meses.

Si ocurre una supresión significativa del sobrecrecimiento bacteriano, el niño experimentará mejoras notables. Si la mayoría, pero no todos, los aspectos de sus problemas neurológicos están mejorando, considero necesario añadir cinco minutos diarios de estimulación del nervio vago para alentar el inicio de la recuperación de todos los problemas del neurodesarrollo.

Si solo hay una mejoría temporal, una mejoría mínima o el tratamiento con inulina causa demasiados efectos secundarios, los diagramas de flujo presentados en este capítulo lo ayudarán a comprender cómo determino la dosificación de rifaximina en abordajes de dosis únicas, por ciclos, o continuas con la finalidad de hacer avanzar a mis pacientes en el proceso de su recuperación.

9

CUÁNDO Y SI DETENER EL PROTOCOLO NEMECHEK

Después de unos años en El Protocolo Nemechek®, muchos niños se recuperarán lo suficiente como para alcanzar un estado neurotípico. La siguiente pregunta obvia es ¿qué componentes del protocolo se pueden detener y qué componentes podrían necesitar ser continuados?

Dentro de mis pacientes adultos recuperándose a través del protocolo, la mayoría experimentará una recaída parcial de sus lesiones cerebrales acumulativas previas si suspenden o disminuyen cualquiera de los componentes (aceite de pescado, aceite de oliva, estimulación del nervio vago y mantenimiento de un tracto intestinal equilibrado).

Creo que el escenario de recurrencia en la lesión cerebral acumulativa se aplicaría de manera similar a los niños tratados con el protocolo, con una excepción importante que involucra un glóbulo blanco especial en el cerebro denominada *microglía cebada*. Discutiré la microglia cebada más adelante en este capítulo.

El cerebro evoluciona a funciones complejas como: aprender a hablar, socializar y procesar la información sensorial entre tantas, mediante un proceso denominado ¨poda neuronal. La mejora en la función del desarrollo ocurre cuando neuronas excesivas dentro del cerebro son desechadas. Por lo tanto, una recaída requeriría un aumento en el número total de neuronas y no hay evidencia médica de que una vez podadas, más neuronas se acumulen ante un aumento en el estrés inflamatorio.

Pero, ¿por qué las lesiones cerebrales acumuladas se repiten después de suspender el protocolo? Comprensiblemente, muchas personas asumen erróneamente que la recuperación de una lesión cerebral es como curar un hueso roto. Una vez que la lesión se cura, ya no necesitará el tratamiento o el yeso del brazo en caso de una fractura.

Una diferencia importante entre una lesión cerebral crónica y una fractura de antebrazo es que una lesión cerebral se ha vuelto crónica debido a la formación de una población permanente de células dañinas llamadas *microglía cebada*.

La microglia es una población de glóbulos blancos especializado que solo viven en el cerebro y que está involucrada en la poda normal de las neuronas durante el proceso de desarrollo y la reparación de las neuronas después de una lesión. Desafortunadamente, el sobrecrecimiento bacteriano puede alterar el comportamiento de la microglia que conducirá a una recurrencia de lesión cerebral acumulativa si se detiene el protocolo.

La Microglia Cebada Causa Recaídas de Lesión Cerebral Crónica

La microglia cebada se forman después de que el lipopolisacárido (LPS) generado por el sobrecrecimiento bacteriano en el intestino delgado (SIBO por sus siglas en inglés) se filtra hacia el torrente sanguíneo, y finalmente migra al cerebro y se encuentra con una microglia saludable.

El LPS transforma la microglia saludable en microglia inflamatoria dañina, que se conoce como *microglia cebada*; también se la conoce como Mı microglia cebada.

A diferencia de la microglia saludable que se reemplaza regularmente con una nueva microglia de funcionamiento normal cada pocos meses, la microglia cebada nunca muere y constantemente filtra citoquinas inflamatorias en su área circundante.

El estrés inflamatorio que estas citoquinas inflamatorias crean, evita que las neuronas en la misma área sean reparadas y aumentarán el daño ante lesiones futuras.

La combinación del protocolo de estimulación del nervio vago, aceite de oliva y altas concentraciones del ácido graso omega-3 DHA ayudan a controlar el comportamiento inflamatorio dañino de la microglía cebada a través de un proceso llamado *cambio fenotípico*.

Siempre y cuando estos ingredientes se dan constantemente en las dosis correctas, la microglia cebada cambia su comportamiento y comienza a ayudar con el proceso de reparación. Mantener la microglia cebada en un modo útil y reparador (a menudo referido a M2-microglia) también reduce su producción de citoquinas inflamatorias dañinas y mejora la capacidad de las neuronas cercanas para recuperarse.

Actualmente, no existe un tratamiento conocido para erradicar la microglia cebada y, por lo tanto, deben controlarse a largo plazo para mantener la recuperación de una lesión cerebral no resuelta previamente. Hay cada vez más pruebas en estudios con animales de que la eliminación de la microglia cebada puede ser posible algún día. La mayor parte de este trabajo se centra en compuestos químicos conocidos como inhibidores de CSF1R.

La estimulación del nervio vago, el aceite de pescado y el aceite de oliva tendrán que continuar a largo plazo hasta que se encuentren otros métodos para eliminar la microglía cebada.

Hay otra razón por la que algunos de los ingredientes del Protocolo Nemechek® no deben detenerse. Dado que no hay ningún esfuerzo por parte de la industria alimentaria para eliminar las cantidades excesivas de ácido linoleico inflamatorio del suministro de alimentos la necesidad de aceite de oliva en nuestra dieta, para protegernos de estos ácidos grasos omega-6, permanecerá.

Del mismo modo, la falta de ácidos grasos omega-3 antiinflamatorios en el suministro de alimentos requiere una suplementación a largo plazo con ácidos grasos omega-3 procedentes de pescado y otras fuentes marinas para ayudar a nuestras células a regular la inflamación.

A medida que las reservas de peces en los océanos se agotan cada vez más, es posible que sea necesario producir otras formas de ácidos grasos omega-3 a partir de algas u otras tecnologías recombinantes.

En el horizonte distante está la esperanza de terapias farmacéuticas que pueden librar al sistema nervioso de esta microglia cebada permanentemente dañina. Una clase de agentes conocidos como inhibidores de CSF1R están mostrando resultados prometedores, ya que estarían deteniendo permanentemente el daño inflamatorio crónico de la microglia cebada en ensayos preclínicos con animales.

Las Recaídas Potenciales en Niños Difieren de los Adultos

La situación no es tan sencilla en los niños porque ellos se han recuperado de lesiones cerebrales acumulativas y de retrasos en el desarrollo. Aunque ambos requieren una función microglial normal para recuperarse, hay una diferencia única en la recuperación de los niños que previene las recaídas en el retraso del desarrollo.

Los niños que se han recuperado de lesiones cerebrales acumuladas a menudo recaen de manera similar como adultos. Los síntomas más comunes asociados con lesiones cerebrales acumulativas que podrían regresar en los niños incluyen: hiperactividad, caminar con las puntas de los pies, ansiedad, TOC, temor, agresividad, eventos de rabia, eventos de tipo lucha y huída, aumento del hambre y la sed, baja atención y concentración, incluidos el TDA y el TDAH, estreñimiento, calambres abdominales y acidez estomacal o reflujo, e insomnio.

La recaída por retraso en el desarrollo es un asunto diferente. Para que un niño alcance sus hitos del desarrollo, un niño necesita podar el cincuenta por ciento de las neuronas dentro de su cerebro. La poda sináptica es la forma en que el cerebro elimina las conexiones innecesarias, lo que fortalece las que se requieren para madurar y desencadenar una nueva habilidad de desarrollo.

Una vez podadas, estas neuronas se van para siempre, para nunca volver. Los retrasos en el desarrollo ocurren cuando hay poda incompleta o lenta de las neuronas del cerebro.

El Protocolo Nemechek® resuelve retrasos en el desarrollo al permitir que la microglía comience finalmente a podar las neuronas excesivas que se traduce en la adquisición de hitos en el desarrollo. Paradójicamente hay menos neuronas cuando su hijo se ha recuperado de un trastorno del desarrollo que cuando aún padecía un retraso.

Por esta razón, no creo que las regresiones verdaderas después de la recuperación de un retraso en el desarrollo sean posibles. Estos niños no "desaprenden" o pierden los hitos que han alcanzado. Dado que la recuperación del retraso en el desarrollo implica la eliminación permanente de neuronas, la regresión del retraso en el desarrollo no puede ocurrir porque las neuronas tendrían que ser agregadas de nuevo, y esto no se cree que sea posible.

He escuchado muchas veces que un niño ha "perdido" esta o aquella función del desarrollo, y entiendo el comentario desde la perspectiva de los padres. En verdad, las ganancias anteriores todavía están presentes, pero simplemente no son visibles para el padre y no son accesibles para el niño a menudo debido al aumento de la ansiedad del niño, el empeoramiento de la concentración y los efectos neurotóxicos del ácido propiónico.

Este fenómeno no es diferente de un adulto que no puede pensar o hablar con claridad cuando está frente a una audiencia (lo que es similar al miedo escénico). Con más práctica en hablar en público, el adulto finalmente es capaz de hablar bien incluso cuando se siente ansioso o bajo estrés. Del mismo modo, un niño con recuperación continua también podrá usar un habla más compleja incluso cuando se sienta ansioso.

Desafíos a Largo Plazo de Mantener un Equilibrio Saludable de Bacterias Intestinales

La reversión y prevención del sobrecrecimiento bacteriano en el intestino delgado (SIBO) es necesaria para la recuperación del retraso del desarrollo y las lesiones cerebrales en los niños. Si el SIBO regresa, el estrés inflamatorio es tan grande que toda la recuperación se detiene. Una vez que se ha logrado la recuperación, mantener un equilibrio saludable de bacterias intestinales en niños (y adultos) puede ser un desafío.

Los tres factores conocidos involucrados en las recaídas de sobrecrecimiento bacteriano del intestino delgado son la desaceleración de la motilidad intestinal, la interrupción intermitente de las bacterias intestinales por infecciones o medicamentos, y la baja biodiversidad intestinal.

Motilidad Intestinal Lenta

Las recaídas espontáneas de la motilidad intestinal retardada se deben a la disfunción autonómica subyacente de la lesión cerebral acumulada. Con el tiempo en el protocolo, la disfunción autonómica que conduce a recaídas de esta manera mejorará sustancialmente durante el curso de la recuperación del niño. La motilidad intestinal lenta es la causa más frecuente de sobrecrecimiento bacteriano recidivante en niños y adultos.

Alteración del Equilibrio Intestinal

La interrupción intermitente del equilibrio bacteriano a menudo no se puede evitar porque puede ser desencadenada por infecciones comunes (gastroenteritis viral y/o bacteriana) o el uso de medicamentos necesarios (antibióticos, quimioterapia, inhibidores de la bomba de protones). Lamentablemente, esta fuente de recaída continuará hasta que la ciencia médica descubra cómo tratar infecciones sin antibióticos que puedan tener menor impacto el intestino o por ejemplo manejar el reflujo ácido severo sin inhibidores de la bomba de protones.

Baja Biodiversidad Intestinal

Se sabe que la baja biodiversidad predispone a las personas al sobrecrecimiento bacteriano espontáneo solo cuando el nivel de biodiversidad se agota gravemente. En estudios de enterocolitis por *Clostridium difficile*, las recaídas frecuentes de sobrecrecimiento bacteriano ocurren cuando el microbioma intestinal del individuo se ha reducido a aproximadamente el 70% de las especies bacterianas normales.

El tratamiento requiere un trasplante de microbiota fecal (FMT por sus siglas en inglés), comúnmente conocido como un trasplante de heces humanas. La mayoría de los estudios de FMT en pacientes con niveles más elevados de biodiversidad (>80%) parecen tener poco o ningún beneficio. La mayoría de la biodiversidad de los estudios en niños con autismo o problemas de desarrollo no indican un agotamiento grave de la biodiversidad. Debido a esto, no recomiendo FMT. Además, he estado involucrado en el cuidado de muchos niños que han recibido FMT pero todavía sufrían recaídas de sobrecrecimiento bacteriano con frecuencia, por lo que el proceso de FMT no representó ningún beneficio para ellos en su recuperación neurológica.

Inulina A Largo Plazo para Prevenir las Recaídas Bacterianas

A medida que un niño envejece, hay una tendencia creciente de que la inulina ya no sea capaz de controlar el sobrecrecimiento bacteriano y a los veinte años de edad, la inulina es ineficaz para controlar el sobrecrecimiento bacteriano lo suficiente como para obtener un grado sustancial de recuperación cerebral.

La razón de esto no se entiende con precisión aún, pero lo más probable es que tenga que ver con la tendencia de crecimiento excesivo en adultos que provienen de una especie bacteriana cuyo crecimiento no es suprimido por la inulina.

El uso a largo plazo de inulina diaria en los niños es muy seguro, barato y controla el SIBO siempre y cuando siga siendo eficaz. Con el tiempo, a medida que el niño envejece, la inulina probablemente fallará y el sobrecrecimiento bacteriano volverá.

En este punto, el niño tendrá que hacer la transición a ciclos intermitentes de rifaximina para controlar cualquier síntoma que se produzca por el sobrecrecimiento bacteriano.

Manejo del Sobrecrecimiento Bacteriano con Rifaximina

Muchos niños bajo mi cuidado hoy reciben cursos mensuales de rifaximina ("rifaximina cíclica") con el fin de prevenir la recaída de sobrecrecimiento bacteriano. Una proporción menor de niños está recibiendo rifaximina de manera continua sin interrupciones en el tratamiento ("rifaximina continua") y una proporción aún menor está recibiendo "rifaximina intermitente" solo según sea necesario para recaídas reconocibles.

Con el tiempo, a partir del tratamiento de pacientes adultos neurotípicos, he aprendido que su motilidad intestinal mejorará, y las recaídas de sobrecrecimiento bacteriano se vuelven cada vez menos frecuentes, por lo que podemos reducir la rifaximina. Esto parece ser válido también para los niños.

Mi enfoque general es reducir la frecuencia de rifaximina en los niños a medida que se recuperan. Si un niño solo fue capaz de experimentar la recuperación con la terapia continua y sin interrupción de rifaximina porque estaban recidivando muy rápidamente, tomará un mínimo de doce meses de rifaximina antes de que la motilidad intestinal se recupere lo suficiente como para que la rifaximina se pueda cambiar de continuo al programa menos intenso de ciclos mensuales de rifaximina.

Después de otros seis a doce meses con rifaximina cíclica, hay una buena probabilidad de que el niño pueda disminuir el tratamiento a solo rifaximina intermitente.

Y del mismo modo, si la recuperación de un niño mejoró con rifaximina cíclica, recomiendo un mínimo de doce ciclos mensuales antes de intentar cambiar a rifaximina intermitente.

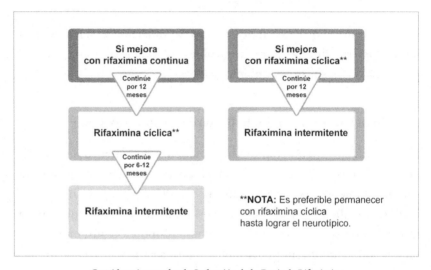

Consideraciones sobre la Reducción de la Dosis de Rifaximina

Muchos padres están optando por usar rifaximina por más de doce meses para prevenir cualquier retraso en la recuperación de las recaídas inevitables, y al momento de escribir este artículo, tengo bajo mi supervisión niños mayores con autismo que han sido tratados con rifaximina cíclica y continua desde hace tres años sin complicaciones.

PARTE III

ESTIMULACIÓN DEL NERVIO VAGO

10

EL USO DE LA ESTIMULACIÓN DEL NERVIO VAGO EN LOS TRASTORNOS INFANTILES

E ste capítulo explicará a mayor detalle la estimulación del nervio vago (VNS) y el papel que este desempeña dentro del Protocolo Nemechek®.

El nervio vago es uno de los nervios más importantes del organismo. Comúnmente conocido como el décimo par craneal, se encuentra a ambos lados del cuello, fusionándose debajo del esternón para formar un solo tronco y ramificándose hacia los distintos órganos y vasos sanguíneos.

Generalmente, los nervios a menudo son visualizados como una hebra de alambre biológico que transporta impulsos eléctricos desde el cerebro hacia las diferentes áreas del organismo. Sin embargo, el nervio vago es mucho, mucho más complejo.

El nervio vago está compuesto por aproximadamente 60,000 fibras nerviosas diferentes, todas agrupadas similar a un cable de fibra óptica. Estos nervios transmiten información e instrucciones en forma de impulsos eléctricos, estas señales viajan desde el cuerpo hacia el cerebro y desde el cerebro hacia el resto del cuerpo.

Alrededor del 80% de la información y las instrucciones transmitidas por el nervio vago viajan desde el cuerpo hacia el cerebro a través de las *fibras aferentes*. El 20% restante de la información transmitida por el nervio vago, viaja al contrario desde el cerebro hacia el cuerpo para ayudar a regular la inflamación y otras funciones orgánicas. Las fibras que van dirigidas desde el cerebro al resto del cuerpo son llamadas *fibras eferentes*.

El sistema nervioso autónomo (SNA) tiene dos ramas o brazos controladores: el sistema parasimpático y el simpático. Estas ramas permiten que el cerebro regule cada aspecto de la función del organismo.

El nervio vago es el principal conductor de las señales de la rama parasimpática. La rama simpática viaja a través de la médula espinal y deriva ramas más pequeñas entre cada par de vértebras. Las señales transmitidas por la rama simpática viajan en dirección ascendente y descendente.

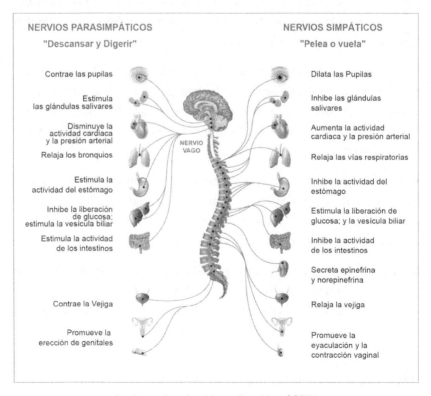

Las Ramas Parasimpáticas y Simpáticas del SNA

A través de las vías parasimpáticas del nervio vago, el cerebro "percibe" cómo funcionan los órganos y monitorea el nivel de estrés en el organismo (infecciones, lesiones o toxinas), a medida que se envían una variedad de señales de forma ascendente.

Las señales del nervio vago son interpretadas por una variedad de regiones cerebrales. El cerebro interpreta las señales y responde enviando señales descendentes, a través de las fibras eferentes del nervio vago, las fibras simpáticas en la médula espinal y liberando hormonas excretadas en las glándulas pituitarias.

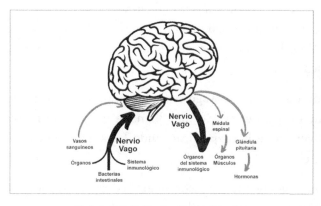

Flujo de Señales Hacia y Desde el Cerebro

Este patrón circular de "escuchar" a través del nervio vago y luego "responder" a través del nervio vago la médula espinal y las hormonas, es la forma en la que el cerebro regula los órganos cuando las cosas funcionan de manera normal, cuando existe una amenaza en el área, o si el cuerpo sufre una infección o una lesión.

Los Inicios de la Estimulación del Nervio Vago

Durante los años 1990, la investigación sugirió que la estimulación del nervio vago podría ser un abordaje útil para controlar convulsiones. Los investigadores desarrollaron un dispositivo implantable para la estimulación del nervio vago, similar a un marcapasos que es utilizado para aumentar la frecuencia cardíaca de un corazón enfermo.

Al usarse para la estimulación del nervio vago, los cables se envuelven alrededor del nervio y los impulsos eléctricos generados estimulan el nervio vago en lugar del corazón. Estos dispositivos envían electricidad a través de pulsaciones y estimulan el nervio vago las 24 horas del día. Los estimuladores del nervio vago tienen asombrosas tasas de remisión, de entre 50-75% al año para pacientes con epilepsia y con depresión resistentes a tratamiento.

Estimulación del Nervio Vago sin Necesidad de Cirugía

Un avance en la búsqueda del manejo de la inflamación crónica, a través de la estimulación del nervio vago es la capacidad de alcanzar el control de la inflamación, sin requerir un dispositivo implantado quirúrgicamente.

A medida que el nervio vago se extiende desde el cerebro hasta el cuello, una rama del nervio vago llamada rama *auricular* transcurre hacia el centro de la oreja, alcanzando las áreas conocidas como la concha y el trago.

El nervio vago puede ser estimulado externamente colocando de forma directa una corriente eléctrica muy leve e imperceptible sobre la piel de estas áreas.

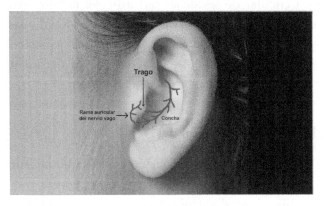

Rama Auricular del Nervio Vago

Este método se conoce como estimulación transcutánea del nervio vago (es decir, a través de la piel) o tVNS, por sus siglas en inglés. Se ha demostrado que cinco minutos de tVNS son altamente efectivos para reducir la inflamación sistémica en el organismo por un período mayor a veinticuatro horas.

Al ser utilizado y como no requiere ser implantado de de forma quirúrgica, se elimina el riesgo de infecciones vinculadas a la cirugía, complicaciones propias de la anestesia, y reduce drásticamente el costo del tratamiento VNS. La tVNS pone los beneficios para la salud ofrecidos por el tratamiento, al alcance de aquellos individuos afectados por trastornos relacionados a la inflamación crónica.

Estimulación Del Nervio Vago Moderna

En los últimos veinte años, más de 120,000 estimuladores del nervio vago para tratar la epilepsia y la depresión han sido implantados con éxito en los Estados Unidos. Adicional a la importante mejora en el control de estos trastornos, se ha descubierto que la estimulación del nervio vago es un poderoso método para disminuir los niveles perjudiciales de inflamación crónica.

A la fecha, sabemos que la inflamación crónica es la principal causa de una amplia variedad de afecciones médicas comunes. La inflamación causa enfermedades al activar o desactivar genes asociados a enfermedades como la diabetes mellitus, el cáncer y los trastornos autoinmunes.

La inflamación causa daño directo a los tejidos y es un factor importante en el desarrollo de accidentes cerebrovasculares, infartos cardíacos, daño nervioso (neuropatía) y dolor crónico por fibromialgia, artritis, fascitis, tendinitis y bursitis.

Por último, la inflamación crónica dentro del sistema nervioso central limita los mecanismos naturales de reparación del sistema nervioso, y es el principal responsable del desarrollo de la demencia por Alzheimer, la ataxia por Parkinson, la depresión crónica, la esquizofrenia, el TEPT y el trastorno bipolar.

En los niños, la inflamación crónica afecta la capacidad del cerebro de podar correctamente las neuronas, proceso necesario para el desarrollo normal, además conduce a problemas de desarrollo como deterioro sensorial, apraxia y problemas del lenguaje.

La inflamación también evita que el cerebro de un niño se repare de forma natural después de una lesión, en un proceso que denomino *lesión cerebral acumulativa*.

A medida que continúan en desarrollo las investigaciones sobre el modelo de inflamación crónica de la enfermedad, nuestra comprensión de las distintas formas en la que la inflamación crónica puede afectar negativamente la salud de un niño continúa expandiéndose.

Efectos específicos de la inflamación crónica en niños

- Trastorno del desarrollo
- Trastorno del espectro autista
- Discapacidades intelectuales y trastornos de la comunicación
- Discapacidad visual
- Trastorno de la percepción sensorial
- Bajo tono muscular
- Problemas de atención y concentración
- Hiperactividad
- Dolores de cabeza, dolor abdominal funcional
- Agresión y violencia autoinfligida
- Estreñimiento, hinchazón y acidez estomacal
- Depresión crónica, trastorno bipolar, ansiedad
- Esquizofrenia
- Epilepsia
- Problemas de crecimiento
- Dolor articular o muscular crónico o frecuente

Debido la amplia variedad de efectos perjudiciales que la inflamación crónica tiene sobre el cuerpo humano, la capacidad que posee la estimulación del nervio vago para suprimir la inflamación está siendo probada en una variedad de condiciones distintas a la epilepsia y la depresión crónica, con resultados generalmente positivos.

En mi experiencia con niños, la tVNS mejora de forma significativa la capacidad que poseen todas las áreas del sistema nervioso central para desarrollarse correctamente, y además mejora la capacidad del cerebro para recuperarse de la lesión cerebral acumulativa.

11

CUÁNDO AÑADIR LA ESTIMULACIÓN DEL NERVIO VAGO

Después de equilibrar las bacterias intestinales con inulina o rifaximina e iniciar las dosis adecuadas de aceite de pescado y aceite de oliva como se describe en el Protocolo Nemechek®, el siguiente paso es monitorear la recuperación del niño durante los siguientes tres a seis meses. Yo, llevaré a cabo un monitoreo del paciente para determinar si todos los aspectos de las deficiencias neurológicas del niño van dirigidas hacia la recuperación.

Dentro de este período de tres a seis meses, muchos de los niños bajo mi cuidado experimentarán mejores ritmos de recuperación del retraso en el desarrollo y de los efectos de las lesiones cerebrales acumulativas.

Todos los posibles aspectos de la recuperación neurológica deben ser monitorizados para así evaluar el efecto del protocolo. Los elementos a registrar incluyen el habla, el área sensorial, la atención/concentración, el juego significativo, la socialización, la agresividad, los comportamientos autolesivos (SIBS por sus siglas en inglés), las habilidades motoras/tono, la función intestinal y los síntomas de hipotensión arterial cerebral.

Áreas a monitorizar para determinar la recuperación

Habla
Percepción sensorial
Socialización
Atención / Concentración
Aprendizaje significativo
Agresión / Violencia autoinfligida
Habilidades motoras / Tono
Función intestinal
Comunicación receptiva y expresiva
Presión arterial baja en el cerebro

Por lo general, todos los aspectos del desarrollo, la función y el comportamiento mejorarán de manera constante, pero ocasionalmente, un niño puede presentar una o dos áreas que no parecen tener ningún progreso.

Por ejemplo, un niño puede mostrar grandes mejoras en el control emocional, la función motora, la calidad del sueño y la función intestinal, pero el lenguaje expresivo y la socialización parecieran no estar mejorando, incluso tras varios meses.

Si incluso después de la administración de las dosis adecuadas de aceite de pescado, aceite de oliva e inulina (o rifaximina), pero el paciente pareciera no estar mejorando en algunas áreas entonces creo que el niño podría beneficiarse de la tVNS.

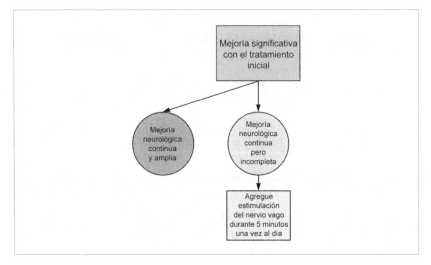

La Adición de la Estimulación del Nervio Vago

La VNS transcutánea ayuda a que todas las áreas del desarrollo se recuperen, a través de su efecto combinado que involucra la supresión de los efectos negativos que la inflamación ejerce en la poda y reparación neuronal, y los que ejerce sobre la capacidad para expandir las redes neuronales.

Comúnmente recomiendo el uso de la tVNS en pacientes jóvenes a partir de los cuatro años que han mostrado cualquier tipo de recuperación neurológica incompleta. Los niños por debajo de los cuatro años parecen tener una probabilidad mucho mayor de recuperación sin el uso de tVNS, pero también pueden ser candidatos para tVNS si llegasen a mostrar signos de recuperación incompleta.

Beneficios de la Estimulación del Nervio Vago en Condiciones No Relacionadas con el Desarrollo

Existen distintas áreas en las que la tVNS puede ayudar que no están directamente relacionadas con el retraso del desarrollo tradicional. Por ejemplo, la estimulación del nervio vago puede mejorar algunas enfermedades desencadenadas genéticamente, tinnitus, síndrome post conmoción cerebral, lesión de la médula espinal, esquizofrenia y parálisis cerebral.

Otras afecciones que pueden tratarse mediante la estimulación del nervio vago

Esquizofrenia
Parálisis cerebral
Síndrome posterior a una conmoción cerebral
Reducción o eliminación del tinnitus
Accidente cerebrovascular
Lesión de la médula espinal

Una importante cantidad de estudios realizados en adultos, están incluso evaluando la VNS como un método para mejorar la recuperación después de accidentes cerebrovasculares isquémicos y trombóticos, así como lesiones traumáticas de la médula espinal.

Dado que la parálisis cerebral está relacionada con el daño a las células cerebrales por la falta de oxígeno, los mismos beneficios observados en la recuperación de accidentes cerebrovasculares y lesiones de la médula espinal, pueden estar presentes en la parálisis cerebral. En mi práctica privada, he visto algunas mejoras bastante sorprendentes en niños con parálisis cerebral.

Por último, el efecto más intrigante pero menos estudiado de la VNS está en la remisión genética de trastornos inflamatorios crónicos. Algunos genes se activan o desactivan al aumentar los niveles de estrés inflamatorio, conduciendo a una función celular alterada y desencadenando lo que luego se diagnostica como una enfermedad en particular.

La diabetes mellitus tipo 2, la artritis reumatoide y muchos cánceres comunes (colon, mama, próstata, cerebro) son algunos de los ejemplos que se cree son activados por la inflamación crónica.

En aproximadamente 10% de los niños que se encuentran dentro del espectro autista, se detecta la presencia de un gen anormal. Al padre se le dice que su hijo está "en riesgo" de desarrollar una enfermedad en particular, incluido el autismo, asociado con el gen. Es importante enfatizar que el niño solo desarrollará la enfermedad si el gen identificado es detonado o activado, lo que con frecuencia es causado por la inflamación.

Adicionalmente, estudios realizados en animales sugieren que, si la inflamación se reduce lo suficiente, los genes causantes de la enfermedad previamente activados pueden apagarse resultando en una remisión genética.

He sido testigo de esto varias veces, en adultos con tiroiditis de Hashimoto y en pacientes con enfermedad de Crohn, y creo que la remisión genética podría ser responsable de las recuperaciones que he presenciado en algunos niños con una variedad de anomalías genéticas que son conocidas por estar asociadas al autismo.

Uso de la Estimulación del Nervio Vago para Otras Condiciones Inflamatorias

Como he estado mencionando, la salud de niños y adultos se ve afectada negativamente por la presencia crónica de químicos inflamatorios, denominados citoquinas proinflamatorias. En todo el mundo, estos químicos están aumentando a medida que las personas envejecen, en un proceso a menudo conocido como inflamm-aging o envejecimiento-inflamatorio.

Liberadas por los glóbulos blancos, las citocinas inflamatorias circulan en el torrente sanguíneo y alcanzan todas las células del cuerpo. Las citocinas desencadenan la activación de moléculas como HMGB-1 y NF-kB que son en última instancia responsables de la activación de los genes relacionados a enfermedades comunes, como la resistencia a la insulina (diabetes), la mayoría de los cánceres y trastornos autoinmunes como la artritis reumatoide y la Enfermedad de Crohn.

La elevación crónica de las citocinas proinflamatorias también causan daño directo a los tejidos lo que resulta en síndromes de dolor crónico, daño nervioso (neuropatía), accidentes cerebrovasculares y ataques cardíacos. La producción crónica de estas citocinas limita el funcionamiento de las células madre y de otros mecanismos naturales de reparación.

En los niños, la inflamación crónica es responsable de la enfermedad inflamatoria intestinal (Crohn y colitis ulcerosa), desencadenando los genes responsables de otros trastornos autoinmunes como la artritis juvenil o la diabetes mellitus tipo i. La inflamación también causa dolor crónico en las articulaciones y los músculos (artritis), empeora los trastornos inflamatorios de la piel como el eccema y la psoriasis, aumenta la frecuencia de las convulsiones epilépticas y puede causar daño a los nervios periféricos conduciendo a la neuropatía.

La utilización de la estimulación transcutánea del nervio vago (tVNS) puede reducir significativamente la inflamación y, por lo tanto, mejorar estos trastornos determinados genéticamente. Teniendo en cuenta cuán seguro y bien tolerado es la tVNS en los niños, este componente del Protocolo Nemechek® ofrece la oportunidad de mejorar y potencialmente revertir las enfermedades infantiles determinadas por la genética.

Debido a la capacidad que posee para reducir aún más la inflamación, de forma rutinaria sugiero la adición de la tVNS a cualquier niño con autismo o con retraso del desarrollo que esté experimentando una recuperación incompleta bajo mi protocolo, que requiera rifaximina continua para controlar el sobrecrecimiento bacteriano, o aquel que requiera el uso de medicamentos prescritos para controlar el comportamiento o mejorar la concentración y la atención.

Otras indicaciones de la tVNS en niños pueden incluir un trastorno inflamatorio o autoinmune no controlado, y también la epilepsia de difícil manejo.

Expansión de Redes Neuronales

Otro beneficio de la tVNS es producto de la capacidad que posee para ayudar al cerebro a restablecer y expandir las vías neuronales, conocidas como redes neuronales.

El cerebro funciona enviando señales de un área cerebral a otra. La acción de un solo pensamiento o función entre dos áreas cerebrales no ocurre a través de una vía lineal. Las vías de comunicación en el cerebro ocurren de forma simultánea a través de un conjunto de neuronas que conforman la red neuronal.

Además, cuantas más neuronas estén implicadas para lograr la función deseada dentro de una red neuronal en particular, la capacidad del cerebro para llevar a cabo dicho comando o instrucción se vuelve más efectiva.

Cuando una persona practica tocar en el piano una partitura una y otra vez, las redes neuronales necesarias para leer la música y mover los dedos por el teclado de forma apropiada, se expanden. Esta expansión se produce a medida que más y más neuronas participen de forma colectiva para realizar una variedad de tareas, permitiendo así mejorar la habilidad del individuo para tocar el piano.

Del mismo modo, si dejan de practicar esa pieza musical en particular, su red neuronal para esa pieza musical y para tocar el piano en general se reducirá, y su rendimiento empeorará en proporcional a la reducción de dicha red.

La tVNS transcutánea puede aumentar la capacidad del cerebro para construir y expandir estas redes neuronales en un proceso denominado *plasticidad cortical.*

Dosificación Eléctrica y Fallos Después De la Estimulación del Nervio Vago

El inicio de la tVNS en El Protocolo Nemechek® da pie a un nuevo patrón de recuperación neurológica en niños y también es un componente importante de la recuperación autonómica aplicada a adultos neurotípicos. La finalidad de la estimulación del nervio vago es comenzar una recuperación sustancial de esas pocas áreas que aún no presentan mejoría solo con aceite de pescado, aceite de oliva y el equilibrio de las bacterias intestinales (ya sea con inulina o rifaximina).

He concluído con mis pacientes que, la tVNS a menudo es requerido en pacientes mayores de catorce años, con el fin de lograr una recuperación neurológica más amplia, más completa.

La dosis de estimulación eléctrica puede variar mucho dependiendo de la edad del individuo, y la condición médica que estamos tratando de mejorar. Los parámetros de estimulación eléctrica varían según la intensidad, la frecuencia, el tiempo del ciclo intermitente con la electricidad, y el tiempo total de uso del dispositivo en un período de veinticuatro horas. Las variables para el tratamiento con VNS incluyen amperaje, ancho de banda, frecuencia (Hz), el patrón de ciclo (off/on) y la posición del clip en la oreja.

La gran mayoría de los niños y adultos jóvenes menores de treinta años de edad solo requerirán cinco minutos diarios de estimulación transcutánea continua del nervio vago. Con los ajustes adecuados, cinco minutos de tVNS es suficiente para reducir significativamente la inflamación en todo el cuerpo, durante al menos veinticuatro horas.

También se ha demostrado que cinco minutos de tVNS causan que la microglia perjudicial del fenotipo M1 cambie su comportamiento y comience a actuar como microglia M2 saludable, la cual posee la capacidad de podar y reparar neuronas. En niños con autismo y trastornos del desarrollo, como el TDA o el TDAH aislados, el cambio fenotípico de M1 a M2 es esencial para lograr una recuperación completa. En el capítulo catorce se amplía la información sobre el cambio entre los fenotipos M1 y M2.

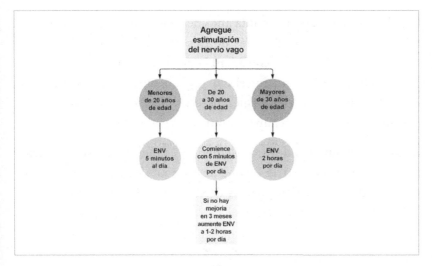

Diferencias en el Tiempo Requerido De Estimulación Del Nervio Vago

Entre las edades de veinte y treinta años, generalmente recomiendo a mis pacientes iniciar con cinco minutos de tVNS al día. Cuando se combina con los principales aspectos del Protocolo Nemechek®, la mayoría de los adultos en el rango de edad comenzará a experimentar una recuperación neurológica significativa dentro de los siguientes tres meses, pero ocasionalmente puede haber excepciones en el caso de algunos jóvenes adultos.

Con frecuencia los cambios positivos en los déficits neurológicos comienzan a ocurrir dentro de un período de seis semanas. Aunque el impacto de la tVNS sobre la inflamación y el comportamiento de la microglia ocurre inmediatamente, a menudo toma algunas semanas para que las mejoras se acumulen lo suficiente para poder ser identificadas por el padre o cuidador.

Cuanto mayor sea el paciente (niño -> adulto joven -> adulto mayor), más lento puede parecer su ritmo de recuperación neurológica. Pero como regla general, la mejoría debe ser identificable en todos los pacientes después de uno a tres meses, siempre y cuando no haya habido interrupciones o traumas de importancia durante este tiempo.

En adultos entre veinte y treinta años de edad, si no hay mejoría identificable o reconocible después de tres meses de sesiones de cinco minutos con tVNS al día, considero la posibilidad de una recaída del desequilibrio bacteriano intestinal y trato nuevamente con rifaximina. Además, busco suplementos que interfieran y hago que el paciente los suspenda si aún se están administrando.

Si no existen ninguno de estos elementos y un nuevo curso con rifaximina no logra reiniciar la recuperación neurológica, entonces recomiendo aumentar el tiempo de la tVNS a una o dos horas por día.

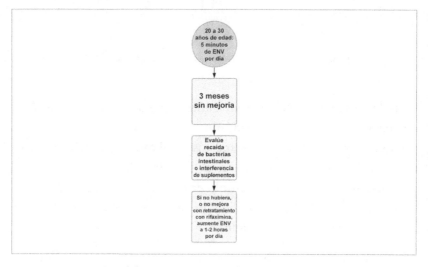

Ajuste de la Terapia en Pacientes de 20 a 30 Años de Edad

La necesidad de aumentar la tVNS a más de cinco minutos diarios es rara en pacientes menores de veinte años. Dentro de este grupo etario, si no hay una mejoría significativa, es muy probable que la causa de la nula mejoría neurológica se deba a una recaída del sobrecrecimiento de bacterias intestinales, más que a la inefectividad de la tVNS.

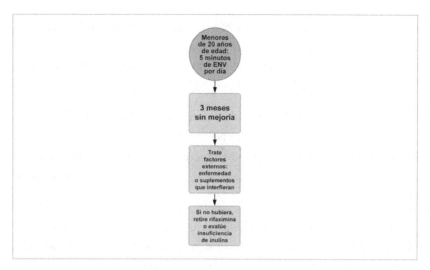

No se Recomienda Realizar Ajustes a la VNS en Pacientes Más Jóvenes

En este caso, tendría que ser abordado con otra ronda de rifaximina, iniciando rifaximina por ciclos o continua, o si el paciente está siendo tratado con inulina considero como un fracaso de la inulina y sustituyo la inulina por rifaximina. Una vez más, siempre busco un factor externo como una situación intensamente estresante, suplementos, remedios homeopáticos o un probiótico que podría estar privando o enmascarando la recuperación.

Existe una excepción a la regla de los cinco minutos de tVNS al día en pacientes menores de veinticinco años. De forma ocasional, los padres notarán que después de solo cinco minutos de tVNS, su hijo puede experimentar un efecto calmante prolongado que puede durar algunas horas.

En estos casos, sugiero que la tVNS se use al menos una vez al día para controlar la inflamación y añadir de dos a tres sesiones adicionales de cinco minutos según sea necesario para controlar la ansiedad.

Cuando la tVNS se incrementa más allá de cinco minutos por día en adultos, la corriente eléctrica debe aplicarse a intervalos de forma determinada para evitar un problema llamado habituación. La habituación significa que el sistema nervioso comienza a ignorar el estímulo de las señales eléctricas, como lo haríamos comúnmente con el "ruido blanco" o ruidos de fondo en una habitación.

Después de evaluar de cerca los patrones de recuperación de los pacientes adultos que reciben tVNS durante algunos años, desarrollé un patrón patentado altamente efectivo que evita la habituación conservando su potente capacidad para revertir la lesión cerebral acumulativa.

He descubierto que los pacientes mayores de treinta años, en su gran mayoría necesitan dos horas de estimulación del nervio vago aplicada en ciclos para recuperarse de una lesión cerebral acumulativa o para avanzar en su recuperación del autismo y/o el retraso del desarrollo. Al igual que en los niños, si hay poca o ninguna mejora en los meses siguientes de haber iniciado la tVNS cíclica, se evalúa la presencia de algún factor que esté interfiriendo, como una recaída del sobrecrecimiento bacteriano o algún suplemento, o un remedio homeopático, probióticos, herpes simple recurrente, infección dental crónica o altas dosis de vitaminas o minerales.

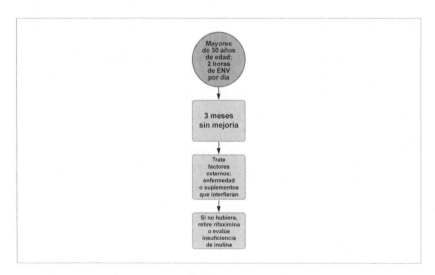

Ajuste de la Terapia en Pacientes Mayores de 30 Años

94

Aumentar la tVNS por encima de las dos horas diarias no resolverá estos problemas y no debe intentarse. La terapia con tVNS nunca debe ser programada o conducida por usted mismo sin la orientación específica de su médico. El nervio vago puede ser dañado permanentemente si es estimulado de forma incorrecta.

Precaución: Debido al peligro potencial que existe por el mal uso de la estimulación del nervio vago, esta no se debe intentar sin la orientación específica de un médico con experiencia y conocimiento en el tratamiento.

Período de Tiempo para la Terapia con VNS

Al momento de la publicación de este libro, se desconoce la cantidad específica de años de terapia con tVNS requerida en niños con autismo o cualquier tipo de problema del desarrollo, mientras, se recopilan los datos de los niños bajo mi cuidado que han recibido la terapia el tiempo suficiente para determinar si ocurre, o qué tipo, de recaída podría ocurrir si la tVNS se interrumpe después de la recuperación.

En mi opinión, los dos principales efectos de la tVNS son, en primer lugar, restaurar la poda neurológica, que ayuda al niño a desarrollarse y madurar, y, en segundo lugar, ayudar a reparar el daño al sistema nervioso autónomo y a las redes neuronales que se producen por una lesión cerebral acumulativa.

Se cree que el proceso de poda del desarrollo durante la infancia es unidireccional, lo que significa que una vez que el niño ha podado una rama de una neurona al igual que una rama de un árbol, no puede reemplazarla con una nueva y aumentar nuevamente el número de neuronas no organizadas.

No creo que un niño retrocedería una vez que haya alcanzado un hito del desarrollo si se suspendiera la terapia con tVNS (es decir, un niño que ha recuperado las habilidades del habla o de socialización, no perdería estas habilidades una vez que el cerebro se haya podado de la forma adecuada). Al escribir esto, no tengo conocimiento de que alguno de mis pacientes haya retrocedido en el desarrollo después de haber suspendido la terapia con tVNS.

Mi investigación usando tVNS como parte del Protocolo Nemechek® en adultos, para la recuperación de la disfunción autonómica a partir de una lesión cerebral acumulativa, muestra que después de suspender la terapia con tVNS, muchos adultos presentarán algunos síntomas autonómicos (constipación, nerviosismo, dolores de cabeza, falta de concentración) que hayan experimentado previamente. Sin embargo, al mismo tiempo muchos también se vuelven menos consistentes con los otros componentes del protocolo, por lo que se desconoce si los síntomas retornan debido a la ausencia de algún componente en particular o debido a la deficiencia de varios.

Este retorno de los síntomas ocurre lentamente y a menudo es evidente entre las siguientes cuatro a ocho semanas. Adicional al retorno de sus síntomas, la evidencia del daño autonómico previo obtenido a través de un análisis espectral autonómico, también será nuevamente evidente en pruebas repetidas.

De esta manera, una vez que el paciente pediátrico haya alcanzado la madurez del desarrollo y se está comportando de forma neurotípica, consideraría la interrupción de la tVNS mientras continúa con el aceite de pescado, el aceite de oliva y el mantenimiento del equilibrio de las bacterias intestinales con inulina o rifaximina.

O bien la recuperación de la lesión cerebral acumulativa (resolución del TDA, hiperactividad, ansiedad, agresividad, constipación, acidez) se mantendrá, o podrían notar un retorno de algunos de estos síntomas dentro de las ocho semanas siguientes a la interrupción.

Si los síntomas no reaparecen, la tVNS ya no es necesaria. Si un niño parece estar recayendo, entonces se justifica el reinicio de la tVNS.

Si el niño también padece otra condición de salud no relacionada con el desarrollo (enfermedad inflamatoria intestinal, epilepsia o parálisis cerebral) que también haya mejorado a raíz de la terapia con tVNS, entonces no me apresuraría a suspender la tVNS, ya que estas otras condiciones a menudo son más propensas a retornar una vez suspendida la tVNS.

PARTE IV

LOS ALTIBAJOS DE LA RECUPERACIÓN

12

EL PROCESO DE RECUPERACIÓN

Los padres a menudo preguntan: "¿Cuánto tarda el cerebro en recuperarse?" El cerebro se recupera a la velocidad con la que crece el cabello. Todos los días tu cabello se ve de la misma longitud hasta que, después de unos meses, de repente notas que necesitas ir a la peluquería.

E l proceso de reversión y recuperación de las características clave del autismo y de los trastornos del desarrollo es un camino lleno de altibajos. Los progresos en un aspecto particular pueden estar seguidos del desarrollo de nuevos comportamientos inusuales, esto puede ser muy frustrante para los padres.

Mientras veo a los pacientes recuperarse, repaso y reveo los distintos niveles y profundidades en los cuales su sistema nervioso puede verse retrasado. Un niño potencialmente podría presentar solo un año de retraso en la socialización, dos años en la función motora, pero cuatro años en el habla. Esto no incluye el retraso adicional que presenta en la formación de las redes neuronales necesarias para alcanzar la madurez.

Una vez que inicia la recuperación, una amplia gama de desequilibrios pueden presentarse y manifestarse como un nuevo comportamiento anormal y estos podrían ser malinterpretados como una regresión. Incluso he visto a adultos jóvenes en sus 20 que parecen estar atravesando la etapa de "los terribles dos" a medida que se recuperan.

El Período del Despertar

Como mencioné en el capítulo 1, el primer cambio que noto durante las primeras semanas en mis pacientes jóvenes es lo que he descrito como "*el período de despertar*", un mayor nivel de conciencia y funcionamiento debido a la disminución inicial de los efectos tóxicos del ácido propiónico. El despertar puede mejorar y empeorar ciertos comportamientos. Pero a partir de este punto en adelante, la poda neuronal normal inicia el proceso de desarrollo y maduración neurológica gradual y el niño comenzará a mejorar mes a mes, año a año.

Ayuda ver a los niños con autismo como niños que se encuentran bajo los efectos de un sedante, como el Valium (diazepam), o incluso el alcohol. Su comportamiento es embotado o atenuado, pueden mostrarse más tranquilos y dormir toda la noche, pero a la vez no responden cuando se les habla, rara vez hablan y no están conscientes de su entorno.

En el caso del autismo, el sedante que afecta a los niños es los altos niveles de ácido propiónico en la sangre y los tejidos producidos por el sobrecrecimiento de bacterias en el intestino delgado, que posteriormente se filtra hasta alcanzar el torrente sanguíneo. Revertir el sobrecrecimiento bacteriano esencialmente reduce los niveles de ácido propiónico sedante de su organismo, y ofreciendo un estado de mayor alerta y nivel cognitivo.

Los niños en el período de despertar se vuelven conscientes de su entorno. A menudo son más tolerantes de ser tocados o cargados, a menudo están más dispuestos a acercarse a alguien y estar físicamente más cerca de ellos. También pueden ser más activos y comunicarse más, pero a veces pueden mostrarse más ansiosos o dormir menos.

Mientras mayor sea el niño, menos evidente será el período de despertar, y los niños que solo padecen problemas de desarrollo y sin diagnóstico de autismo no tendrán un despertar, ya que no producen ácido propiónico.

Después de las primeras semanas del período de despertar, las tasas de recuperación son muy variables debido al grado de retraso en el desarrollo generado por el estado de encefalopatía tóxica subyacente de cada paciente. Si el proceso inflamatorio de citoquinas ha estado activo desde el nacimiento, el niño obviamente experimentará más dificultades, a diferencia de un niño que se había estado desarrollando normalmente hasta un evento regresivo a los dieciocho meses, por ejemplo.

Aquellos que comienzan el protocolo en su adolescencia tendrán que recuperarse de una lesión cerebral acumulativa de un grado mucho mayor, que un niño que comienza el protocolo a la edad de cinco años.

Si la inflamación es leve, el retraso del desarrollo a menudo es relativamente leve, y los niños frecuentemente recuperan la función con bastante rapidez. Con un proceso inflamatorio temprano e intenso, puede haber tanto retraso del desarrollo o incluso detención del desarrollo, que el niño es diagnosticado con retraso global o retraso mental.

A pesar de esto, tengo niños bajo mi cuidado que encajan en esta descripción y se están recuperando de la forma que fue anticipado. Si bien llevará más tiempo para estos casos más avanzados, no creo que los desafíos en su desarrollo sean insuperables.

El Verdadero Alcance de la Disfunción Cerebral

Si el niño también padece de lesiones cerebrales subyacentes debido a traumas físicos, emocionales o inflamatorios, los padres pueden notar más rabietas, hiperactividad, ansiedad y autoestimulación después del período de despertar.

Esto se debe a que el efecto sedante del ácido propiónico ha suprimido estos comportamientos y a medida que los niveles de ácido propiónico disminuyen con la reversión del sobrecrecimiento bacteriano, los comportamientos se vuelven más evidentes. Los padres pueden observar a su hijo con el tamaño de un niño de catorce años con una capacidad emocional equivalente a la de un niño de tres años, o a un niño que pueda escribir pero no hablar.

Lo principal es que el cambio de comportamiento después del período de despertar a menudo no es el empeoramiento de los problemas neurológicos subyacentes, es una mirada al verdadero grado de daño subyacente y retraso en el desarrollo, ya que los efectos sedantes del ácido propiónico que limitaban su comportamiento finalmente se han ido. Los niños no están peor, finalmente están despiertos.

Para algunos padres, esta etapa puede ser más difícil que las demás, porque los comportamientos subyacentes son más perjudiciales para el hogar. Después de disminuir el sobrecrecimiento bacteriano, el nuevo desarrollo y la reparación dependen de la disminución consistente de la inflamación con aceite de pescado, aceite de oliva de California certificado por la COOC, disminuyendo los aceites vegetales omega-6 de la dieta e incorporando la estimulación del nervio vago cuando sea necesario.

Con el tiempo estos comportamientos comenzarán a mejorar porque el cerebro de un niño tiene una enorme capacidad para recuperarse. Una paciente adulta joven de veintitrés años de edad, no verbal, con diagnóstico de trastorno de espectro autista bajo mi cuidado, finalmente pudo comenzar a hablar en español e inglés después de ocho meses, pero solo después de pasar por un período de ataques de ira en el autobús escolar, experimentar mayor ansiedad al permanecer sentada y después de pasar por períodos de rabietas en el supermercado.

Una vez que sus niveles propiónicos disminuyeron, estaba en una etapa de desarrollo donde sufría rabietas tirándose al suelo, llorando como cualquier niña de tres años cuando sus padres le pedían que devolviera un artículo al estante del supermercado. Sus ataques de ira y ansiedad en el autobús escolar eran parte de la disfunción persistente del sistema nervioso autónomo, que desencadenaba sus sentimientos de "lucha o huida" si se quedaba quieta durante demasiado tiempo.

El Ritmo de la Recuperación

El punto importante a tener en cuenta es que el cerebro de un niño tiene una enorme capacidad para continuar el desarrollo una vez que la inflamación es controlada de manera constante. La poda neuronal y sináptica se reiniciará, siendo algunos niños capaces de alcanzar aproximadamente dos o tres meses de desarrollo por mes. La mayoría de los niños requerirán un tiempo mayor y desafortunadamente no puedo predecir dicho intervalo de tiempo.

Con frecuencia me preguntan qué más podría hacer alguien para acelerar el proceso de sanación. Les digo a los padres que comparen querer acelerar el proceso de reparación cerebral con querer acelerar la recuperación de un brazo roto. Un brazo roto no sanará más rápido por hacer algo "extra." Sucede lo mismo con la recuperación cerebral.

El tejido óseo, como el tejido cerebral, tiene su propio ritmo de recuperación, determinado naturalmente y no se conoce ninguna forma de acelerarlo. También les digo a los padres que no comparen el comportamiento de sus hijos hoy con el comportamiento de ayer, sino que comparen hoy con cómo estaban hace uno o dos meses, o cuando comenzaron el protocolo por primera vez.

Establecer un plazo más largo para evaluar la recuperación es importante porque evita que los padres se distraigan a causa de los altibajos frecuentes en el proceso de recuperación.

Malinterpretar y Sobre Enfocarse

Algunos de los primeros cambios que ocurren una vez iniciado el protocolo pueden manifestarse en la afección de la piel o en la velocidad del tracto digestivo del niño. Por lo general, si un niño padece eccema o psoriasis, la piel mejorará de forma notable. El Protocolo Nemechek® revertirá el sobrecrecimiento bacteriano y esto puede llevar a una mejora de la diarrea o, a veces, a percibir un empeoramiento de la constipación.

En los pacientes autistas, los primeros signos positivos después de alcanzar el reequilibrio del tracto intestinal, a menudo son la disminución de la ansiedad (mejor sueño, menos ansiedad, menos autoestimulación), mayor conciencia sobre su entorno (mejor contacto visual, reconocimiento a la llegada de alguien familiar) o estados más despiertos o alertas (menos siestas, despertar más temprano, mayor actividad mental e interacción). Estos son signos de que los niveles de ácido propiónico están disminuyendo.

Algunos padres se enfocarán demasiado en los pequeños problemas (constipación, características de las evacuaciones, más risas, despertarse antes, cubrirse las orejas con las manos, mal humor, etc.) e interpretar dichos eventos como malos o negativos en lugar de considerarlos una fase de la recuperación. Los padres quieren que sus hijos hablen, pero la ausencia de una rápida mejora en el habla no es una indicación de que el equilibrio del tracto intestinal no haya funcionado. Sobre enfocarse de esta manera puede causar que un padre pierda la perspectiva del todo, sin comprender que esto es tan solo una etapa en la mejora gradual de un niño.

Comportamiento No Acorde a la Edad

Los padres deben saber con anticipación que la madurez emocional de sus hijos generalmente no coincidirá con su edad física durante la recuperación. Pueden tener un niño autista de seis, doce o veinticuatro años, que se comporta como tuviera solo dos años.

Deben hacer todo a su alcance para ser pacientes durante esta difícil etapa, ya que en seis meses un niño que se comporta como un niño de dos años, puede comenzar a comportarse como si tuviera tres o cuatro años. En otros seis a doce meses, pueden progresar al comportamiento de un niño de cinco o seis años. Este proceso de maduración se mantendrá en el tiempo de forma variable.

Constipación, Autoestimulación y Disfunción Autonómica

El sistema nervioso autónomo (SNA) es una gran parte del sistema nervioso que controla y coordina todas las funciones orgánicas, la regulación emocional, el metabolismo, la producción hormonal y la mayor parte del sistema inmunitario.

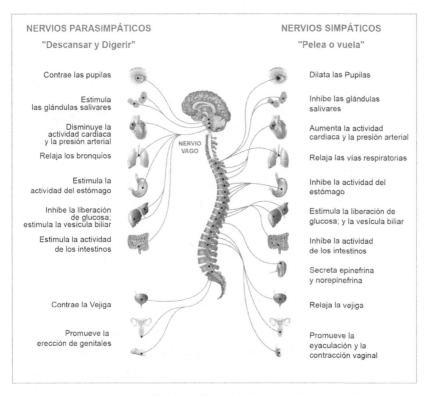

El Sistema Nervioso Autónomo

En un niño, el mismo proceso inflamatorio que impide que el cerebro se desarrolle adecuadamente, también evitará que el cerebro repare el daño generado al sistema nervioso autónomo por golpes en la cabeza, caídas accidentales, traumas emocionales intensos o trauma inflamatorio por cirugía, pruebas alérgicas o reacciones adversas a una vacuna.

El daño residual de lesiones previas se sumará al daño de lesiones nuevas en un proceso conocido como lesión cerebral acumulativa (CBI por sus siglas en inglés). Las lesiones cerebrales acumulativas terminarán causando suficiente daño al sistema nervioso autónomo, que el niño experimentará síntomas. La misma inflamación afecta también el desarrollo de las redes neuronales requeridas para convertirse en un adulto de dieciocho años.

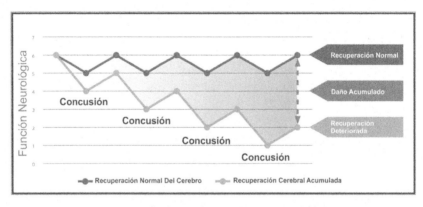

Lesión Cerebral Acumulativa por Lesiones Cerebrales

Un problema frecuente que sigue a la reversión del sobrecrecimiento bacteriano, es la aparición de constipación en los niños. El cerebro controla la motilidad del tracto digestivo, como una cinta transporta-dora, a través del sistema nervioso autónomo.

Desde un punto de vista autonómico, la constipación es la incapa-cidad que tiene el sistema nervioso para hacer avanzar el contenido fecal en esa cinta transportadora, y es un síntoma común que se presenta después de una lesión cerebral física. Es importante entender que la inulina o la rifaximina no "causan" constipación. Desenmascara un problema preexistente del sistema nervioso autó-nomo, que con frecuencia es la verdadera causa de la constipación.

Estudios en adultos muestran que el 50-70% de los adultos presen-tarán constipación dentro de la primera semana después de una conmoción cerebral de leve a moderada. El origen de la constipación a menudo está vinculado al cerebro y al sistema nervioso, y no el colon en sí.

Comprender la mecánica que mueve el tracto digestivo ayuda a los padres a comprender los cambios que notan en su hijo mientras estos reciben tratamiento para el sobrecrecimiento bacteriano. El sobrecrecimiento bacteriano puede ocasionar constipación, diarrea (aumento de la producción de heces), urgencia para evacuar, acidez estomacal después de ciertos alimentos, evacuaciones frecuentes o todo lo anterior.

Si un niño tiene una mayor tasa de producción de heces debido al sobrecrecimiento bacteriano (es decir, diarrea), cuando a la vez tiene un avance inadecuado de las heces debido al daño del sistema nervioso autónomo (es decir, constipación), puede parecer que tiene un patrón evacuatorio normal. Las evacuaciones líquidas en la diarrea esencialmente mejoran el movimiento lento de las heces cuando hay constipación.

No entender que este patrón evacuatorio "normal" puede deberse a dos desequilibrios opuestos que juntos imitan un falso patrón normal y pueden conducir a decisiones incorrectas. Por lo tanto, una vez que el sobrecrecimiento bacteriano se reequilibra y se corrige con inulina o rifaximina, la constipación de repente parece "ser causada" por estas terapias.

En realidad, lo que sucede es que la diarrea (un problema causado por el sobrecrecimiento bacteriano) simplemente mejoró, haciendo más notoria la constipación subyacente (un problema causado por el sistema nervioso autónomo). Eventualmente, la constipación subyacente mejorará lentamente, a medida que el sistema nervioso autónomo del paciente se recupere.

El Protocolo Nemechek® cambia constantemente la microglia del paciente a modo de reparación, reduciendo la inflamación cerebral y estimulando la producción de células madre cerebrales. Cuando la microglia comienza a funcionar y la inflamación disminuye, la reparación del sistema nervioso autónomo comienza verdaderamente. Es la mejora del funcionamiento del sistema nervioso autónomo lo que permite que la cinta transportadora digestiva se mueva de nuevo de manera más natural.

Suplementos y Medicamentos Prescritos

Considero que un niño con autismo o con trastornos del desarrollo debe estar bajo la supervisión primaria de un médico acreditado, que siempre debe ser consultado respecto a cualquier medicamento o suplemento recomendado al niño por parte de otro proveedor de atención médica (médico, naturista, médico DAN, herbolarios, etc.). Ningún medicamento o suplemento prescrito debe disminuirse o suspenderse sin permiso y sin la indicación del médico que lo prescribe.

También considero que los niños están siendo sobre tratados con una gran cantidad de suplementos para el estrés oxidativo, defectos mitocondriales, para la digestión, biofilm, problemas de folato, sobrecrecimiento de levaduras, parásitos y otros trastornos metabólicos.

Aunque muchos de estos suplementos pudieron mejorar algo inicialmente, no tienen un impacto significativo sobre el patrón general de sobrecrecimiento bacteriano, sobre los síntomas de lesión cerebral y ni sobre la disfunción del sistema nervioso autónomo, que son características clave en el autismo y el retraso del desarrollo. En mi experiencia, muchos son capaces de impedir o incluso revertir la recuperación. He visto como la eliminación de solo un suplemento finalmente inicia el proceso de recuperación en un paciente.

El Protocolo Nemechek® no incluye estos productos, ya que ninguno de ellos tiene ningún impacto en la reversión del sobrecrecimiento bacteriano, la activación microglial o en los altos niveles de inflamación cerebral.

En mi experiencia, el uso excesivo de suplementos que se prescriben comúnmente a los niños con autismo y con problemas de desarrollo, no mejoran estos problemas clave. Si revertieran estos problemas, los niños estarían experimentando una recuperación significativa como comúnmente es referido después de iniciar mi protocolo.

La razón por la que muchos de estos productos son ineficaces, es que gran cantidad de estos con frecuencia solo abordan los efectos causados por un problema más grande y abrumador: la inflamación metabólica.

La inflamación metabólica es el término utilizado para describir los diversos efectos adversos que la elevación crónica de citoquinas proinflamatorias, causa sobre la función celular. La inflamación metabólica debe reducirse de manera persistente para que las células comiencen a funcionar de forma más natural.

A menudo me refiero a la inflamación metabólica como si se tratara de la inundación de un valle, causada por una presa que se encuentra corriente arriba, incapaz de contener el agua. Cuando la presa se rompe, las casas y los campos corriente abajo, se inundan.

El agua, en mi ejemplo, representa la liberación masiva de citoquinas proinflamatorias asociadas al sobrecrecimiento bacteriano, a la deficiencia de ácidos grasos omega-3 en la dieta, la ingesta excesiva de aceites y alimentos ricos en ácidos grasos omega-6 y a menudo, al daño al nervio vago encargado de controlar la inflamación.

Ciertos esfuerzos, como colocar sacos de arena alrededor de la casa o bombear el agua del sótano, pueden proporcionar algún alivio al área inundada, pero no abordan el problema principal, que es la presa rota. Los sacos de arena y las bombas en el sótano son como muchos de los suplementos utilizados para abordar la disfunción mitocondrial o el déficit de antioxidantes. El verdadero problema continúa. La presa necesita ser reparada y una vez que eso ocurre, los sacos de arena y las bombas ya no son necesarios.

Una vez que ocurre la reducción de la inflamación metabólica con el Protocolo Nemechek® en mis pacientes, veo desaparecer la necesidad de administrar suplementos que aborden la disfunción mitocondrial y el déficit de antioxidantes.

Con respecto a todos los medicamentos o suplementos prescritos (por ejemplo, hierro, vitamina D3, Vitamina B12 inyectable o leucovorina), los padres nunca deben, bajo ninguna circunstancia, reducir o suspender esos medicamentos sin consultar primero al médico a cargo de su hijo.

Comprensión de La Terminología Bacteriana

Nuestra comprensión de la diversidad de microorganismos que viven dentro del tracto intestinal humano se expande rápidamente, y algunas frases (disbiosis, baja biodiversidad, SIBO y sobrecrecimiento bacteriano) pueden parecer similares, pero son ligeramente diferentes entre sí.

La disbiosis es un término general que se refiere a cualquier cambio en la combinación de microorganismos del tracto intestinal. No aplica solo a bacterias específicamente, puede referirse a virus, protozoos o arqueobacterias.

Además de un desequilibrio de un tipo o especie de microorganismo, la disbiosis también puede referirse a la ausencia de ciertas especies que se cree que colonizan normalmente el tracto intestinal humano. La extinción o pérdida de especies se conoce como baja biodiversidad.

El término SIBO (sobrecrecimiento bacteriano del intestino delgado por sus siglas en inglés) implica que el paciente tiene un sobrecrecimiento de las bacterias dentro del intestino delgado. Por lo general, son bacterias comunes, que normalmente viven en el colon (el tracto intestinal bajo); tan solo que se encuentran viviendo en el lugar equivocado.

El "patrón oro" para determinar el sobrecrecimiento bacteriano es un procedimiento que requiere que la introducción de un endoscopio largo al intestino delgado para tomar muestras bacterianas de la porción yeyunal del intestino delgado. Luego, la muestra debe ser llevada a un cultivo cuantitativo, identificación de ADN y pruebas de activación metabólica de la especie obtenida en la muestra.

No recomiendo que ninguno de mis pacientes se someta a esta prueba estándar de oro, ya que es costosa, poco práctica, no está disponible fuera de los estudios de investigación y es innecesaria para lograr una mejora bajo el Protocolo de Nemechek®.

Algunas personas se someten a la llamada "*prueba de aliento para SIBO*" en busca de un diagnóstico de este, pero dicho examen complementario es propenso a distintos márgenes de error. En mi práctica clínica, dejé de emplear la prueba de aliento para SIBO en mis pacientes para determinar si padecían de sobrecrecimiento bacteriano, ya que los falsos positivos y negativos inaceptablemente frecuentes la hicieron clínicamente inútil.

Además, sabemos que todos los niños con autismo deben tener sobrecrecimiento bacteriano caso contrario no prudicirían ácido propiónico ni su microglia se encontraría cebada y en función inflamatoria; entonces: cuál seria el propósito de realizar una prueba cuando ya sabemos la respuesta. Para revertir el efecto dañino del autismo, el equilibrio bacteriano debe ser restaurado, o los niños simplemente no mejoran.

La Idea Equivocada de que las Bacterias "Malas" y las Levaduras se Alimentan de la Inulina

Es difícil imaginar los cientos de miles de bacterias dentro de nuestro tracto digestivo puedan causar tantos problemas a nuestros cerebros y cuerpos. Una de las preguntas frecuentes de los padres de mis pacientes, es si la inulina alimenta a las "bacterias malas" y a las levaduras.

La inulina es una fibra prebiótica, segura, que causa suficiente reequilibrio bacteriano, reducción del ácido propiónico y reducción de la inflamación como para permitir que un niño esté más alerta y reinicie el proceso de poda y desarrollo neuronal.

La inulina está presente en grandes cantidades en el ajo y la cebolla, estos alimentos han sido seguros para los niños a través de la historia, durante muchos milenios. La combinación de inulina con aceite de pescado y aceite de oliva no es más que los mismos ingredientes que un niño podría haber consumido en la antigua Roma.

Generalmente recomiendo comenzar con inulina en los niños, ya que con frecuencia es efectiva, segura, económica y puede ser adquirida sin prescripción médica. La inulina está ampliamente disponible a través de varios fabricantes. La inulina también es atractiva como una forma de fibra natural, la cual muchos padres prefieren al sentir miedo, que es entendible, de usar más antibióticos.

Si los padres de un niño están preocupados por el uso de inulina debido al temor de alimentar a las "bacterias malas", recomiendo que usen rifaximina para eliminar el sobrecrecimiento bacteriano. Esto los aparta del tema de las bacterias "buenas" y "malas" que parecen estar impidiendo que algunas personas inicien mi régimen. La rifaximina parece funcionar tan bien como la inulina en los niños.

Las tergiversaciones de que el aumento de la autoestimulación, menos horas de sueño o aumento de la ansiedad se deba a que la inulina alimenta las bacterias "malas", han formado parte de las preocupaciones de los padres en el pasado. Estoy de acuerdo en que los síntomas pueden empeorar por cambios realizados a la dieta, pero no creo suceda lo mismo con la inulina. No he visto ningun indicativo de que la inulina aumente el sobrecrecimiento bacteriano en ninguno de mis pacientes.

Considero que existen varias razones que lo explican. **La primera razón** es que el principal efecto de la inulina ocurre en la luz del intestino delgado, donde las bacterias digieren la inulina a través de un proceso llamado fermentación. El principal efecto de la fermentación es la producción de un ácido graso saludable, de cadena corta conocido como ácido butírico. Solo pequeñas cantidades de inulina pasan a través del colon y en caso de hacerlo, esta se digiere para formar un gas inofensivo.

La segunda razón por la que no considero que la inulina alimente a las bacterias malas o a las levaduras, es que un aumento significativo en las bacterias patógenas, o crecimiento excesivo de bacterias, casi con certeza causaría un empeoramiento de la diarrea, la frecuencia de las evacuaciones, de los cólicos abdominales, el reflujo y el eccema. No observo esas reacciones en mis pacientes, de hecho, veo una disminución general de esos síntomas con el uso de inulina.

Si los síntomas intestinales (no neurológicos o conductuales) llegasen a empeorar bajo el tratamiento con inulina, evaluaría si los síntomas que empeoran son causados por alguna otra condición subyacente, como una infección viral o posiblemente una enfermedad inflamatoria intestinal. En caso de no estar seguros, generalmente sugeriré suspender la inulina hasta estar 100% seguro.

Si la diarrea no mejora, entonces recomendaría una consulta con un gastroenterólogo pediátrico para buscar otra causa, como la enfermedad inflamatoria intestinal. Si la diarrea mejora y reaparece con la interrupción y reanudación de la inulina, entonces indicaré rifaximina y suspenderé la inulina definitivamente.

Tenga en mente que la constipación relacionada al uso de inulina es un signo de disfunción subyacente del sistema nervioso autónomo, causada por lesiones cerebrales acumulativas y del desarrollo, que generalmente revierten después de unos meses de tratamiento con aceite de pescado, aceite de oliva extra virgen y una disminución en la ingesta de aceites omega-6.

La tercera razón por la qué no considero que la inulina alimente a las bacterias malas o las levaduras es que el ácido propiónico tiene un efecto sedante en los niños, casi como si los niños estuvieran bajo los efectos de Valium o Xanax, por lo tanto, una vez que la inulina revierte el sobrecrecimiento bacteriano y los niveles de ácido propiónico disminuyen veo a los niños salir de su estupor.

Este comportamiento distinto, durante o después del período de despertar es el resultado de anomalías de desarrollo preexistentes y subyacentes, lesiones cerebrales acumulativas y disfunción autonómica. No considero que su comportamiento se deba a ningún efecto tóxico causado por la inulina, ya que he observado como estos comportamientos mejoran o se detienen con el tiempo, mientras el paciente continúa la inulina.

Una cuarta razón por la que no considero que la inulina alimente las bacterias malas o las levaduras, es que la detección en las heces de bacterias patógenas como la Klebsiella (una muestra de las bacterias del colon, no del intestino delgado) no es sugestivo de que estas bacterias estén presentes en el intestino delgado, donde la inulina causa su principal efecto.

El hallazgo de bacterias patógenas como *Klebsiella pneumoniae* o *Clostridium difficile* es común en pacientes asintomáticos y es esencialmente inofensivo. Su crecimiento se mantiene bajo control en un equilibrio saludable con otras bacterias, que es reforzado aún más por la inulina. Adicionalmente, algunos padres están preocupados por el sobrecrecimiento de la cándida.

Estoy de acuerdo en que la cándida y otras levaduras (también conocidas como hongos) habitan el tracto intestinal, pero muchos estudios exhaustivos demuestran que el sobrecrecimiento de levaduras (hongos) no ocurre en el autismo, ni es una causa de "intestino permeable." Los síntomas que se han le atribuido erróneamente a la cándida o a las levaduras, son en cambio causados por el sobrecrecimiento bacteriano.

Finalmente, si bien las observaciones de mejora clínica después de la reducción de azúcares y carbohidratos (piense en GF/CF, FODMAPS, GAPS) son ciertas, estos también se les atribuyen erróneamente a las levaduras. La mejora clínica se debe en cambio a un "efecto de inanición", producto de la reducción de carbohidratos en este tipo de dietas. Menor ingesta de azúcares y carbohidratos conduce a una disminución del crecimiento bacteriano, que a su vez conduce a una disminución de la producción de ácido propiónico y, por último, la mejora clínica en los niños.

Síntomas Intestinales y Análisis de Heces

Cuando los niños experimentan problemas intestinales ocasionales, siempre considero si algún otro factor común está causando sus síntomas intestinales.

Los factores a considerar incluyen infecciones virales, lesiones en el sistema nervioso autónomo, reacción a otros medicamentos o suplementos, o alimentos contaminados. Las reacciones adversas a estos acontecimientos deben resolverse en una o dos semanas sin necesidad de cambios en la dosis o la interrupción del tratamiento con inulina.

Ocasionalmente, los pacientes padecen diarrea crónica, heces blandas o un film aceitoso en las heces. Esto generalmente ocurre por dos razones. La primera es que el tracto intestinal está lesionado o bajo estrés por el sobrecrecimiento bacteriano. El tracto intestinal comenzará a repararse a sí mismo dentro de dos a tres semanas después de iniciar el tratamiento con inulina o con un curso de rifaximina. Debido a la rápida recuperación, los pacientes no necesitan ningún suplemento especial de "sanación intestinal" o dietas especiales.

La segunda razón es que su intestino pueden no estar acostumbrados a absorber el volumen de aceite empleado en el Protocolo Nemechek®. El tracto intestinal altera su capacidad de absorber grasas dependiendo de la cantidad de aceite en la dieta del individuo.

Para mejorar la absorción de las grasas en mis pacientes, primero disminuyo las cantidades de aceite de pescado y AOEV a dosis más bajas, que permitan que sus heces se normalicen un poco. Luego, hago que aumenten lentamente las dosis de aceite de pescado, seguido del aceite de oliva, un poco cada semana hasta alcanzar la dosis completa en aproximadamente tres a cuatro semanas.

Aunque la prueba de heces para bacterias y levaduras, es realizada comúnmente por otros profesionales, insto una palabra de precaución a mis pacientes en lo que respecta a su interpretación. El primer problema es que aproximadamente el 90% de las especies bacterianas que viven dentro del intestino no pueden cultivarse mediante técnicas comunes de laboratorio.

Los resultados del cultivo de una muestra de heces, posiblemente mostrará apenas un 10% de todas las especies presentes. Obtener una conclusión sobre la salud de la combinación bacteriana intestinal, a partir de solo el 10% de la población está destinado a ser inexacto. La identificación exacta de las especies bacterianas solo puede hacerse mediante técnicas cuantitativas de secuenciación del ADN.

El segundo problema es que una muestra de heces que proviene de la última parte del colon contiene una combinación muy distinta de bacterias, y no se puede comparar con una muestra tomada por aspiración del intestino delgado. Los efectos perjudiciales para la salud del sobrecrecimiento bacteriano se deben al crecimiento excesivo de bacterias en el intestino delgado, no en el colon.

El análisis de sobrecrecimiento bacteriano del intestino delgado (SIBO) requiere una muestra de líquido tomado del intestino delgado, y esta muestra solo puede obtenerse mediante una endoscopia (EGD; esofagogastroduodenoscopia) y generalmente solo se realiza con fines vinculados a la investigación. Debido a la complejidad, costo y riesgo que representa para el paciente, no recomiendo obtener muestras por endoscopia.

En raras ocasiones, una simple prueba de heces puede detectar organismos parasitarios denominados protozoos (como Giardia) o helmintos (lombrices). La detección de uno de estos organismos puede requerir tratamiento dependiendo del organismo hallado, de la naturaleza de los síntomas del paciente y los posibles efectos adversos del tratamiento. La infección causada por este tipo de organismos tiende a ocurrir tras el consumo de agua o alimentos contaminados, o al caminar descalzo en áreas contaminadas.

El Riesgo de Realizar Pruebas Innecesarias

Al momento en que la mayoría de las personas consultan, muchas han sido engañadas, sobrecargadas e incluso dañadas física y emocionalmente por pruebas de laboratorio excesivas e innecesarias (enzimas, intolerancia a los alimentos, niveles de anticuerpos para enfermedades infecciosas, paneles metabólicos, paneles genéticos) o pruebas físicas (tomografías computarizadas/resonancias magnéticas, EEG, etc.).

La era moderna de la medicina atraviesa una dependencia excesiva de la solicitud de una amplia variedad de pruebas para ayudar a determinar la causa de los síntomas de los pacientes. Las interacciones con los proveedores de salud pueden convertirse fácilmente en un juego de las adivinanzas oportuno y costoso. El método tradicional y más efectivo de diagnóstico en la medicina es a través de la historia médica y la examinación exhaustiva, para determinar la causa más probable de los síntomas de una persona.

Como médico internista, me enseñaron que un médico no debe solicitar ninguna prueba hasta haber determinado una o dos condiciones probables, causantes de los síntomas del paciente. Cualquier prueba que se lleve a cabo debe ser específica para tomar en cuenta o descartar dichas condiciones. Un ejemplo frecuente que veo es cuando un médico solicita varios paneles de anticuerpos diferentes, buscando una variedad de organismos distintos, los cuales causarían síntomas muy variados entre sí. Cuando noto esto en los registros médicos de un paciente, sé que el otro médico se encuentra perdido en lo que al diagnóstico respecta.

Las pruebas solicitadas deben basarse en los síntomas específicos del paciente. Si el paciente no presenta síntomas sugestivos de VEB o Babesiosis, nunca se deben solicitar los niveles de dichos anticuerpos. Una prueba innecesaria puede arrojar un falso positivo y ahora toda la estrategia de tratamiento clínico avanza por el camino equivocado.

Siempre deben evitarse amplios paneles de pruebas para detectar enfermedades de forma aleatoria, que no influyan en el curso de atención del paciente. La pregunta que me hago al solicitar pruebas, es si el resultado de dicha prueba cambiará la estrategia de tratamiento que tengo planeada para el paciente.

Los procedimientos tales como colonoscopias, resonancias magnéticas, o EEG se deben solicitar únicamente si los resultados alterarán el curso del tratamiento. Estas pruebas nunca deben realizarse simplemente para "dar un vistazo", ya que todas tienen el potencial de causar daño al niño, física y emocionalmente.

Restricción de Alimentos en la Dieta

No restrinjo ningún alimento en la dieta cuando trato a mis pacientes con el Protocolo de Nemechek® aparte de aquellos alimentos que en el paciente puedan causar reacciones alérgicas graves (cacahuetes, nueces, etc.) o intolerancias obvias (leche que causa diarrea, etc.).

Los beneficios en los pacientes autistas tras iniciar cualquier dieta que restrinja los carbohidratos (GAPS, FODMAPS, gluten, caseína, etc.) son a menudo generados por la disminución inespecífica y relativa de la carga bacteriana general dentro del tracto intestinal. La mayor parte de las bacterias intestinales se desarrollan en los carbohidratos, una disminución en los carbohidratos ingeridos se traduce en una disminución del recuento bacteriano.

Si un niño ha estado haciendo algún tipo una dieta restrictiva, antes de iniciar el Protocolo Nemechek®, Recomiendo reintroducir los alimentos restringidos unas semanas después del inicio de la inulina o después de completar el curso de rifaximina.

Excepciones obvias a esta medida, es la reintroducción de alimentos que puedan haber causado una reacción alérgica severa previamente, como los cacahuetes. Estos nunca deben ser reintroducidos. Si existe alguna duda sobre la gravedad de las reacciones a los alimentos, ocurridas en el pasado, sugiero que el padre discuta esto con su médico de atención primaria.

Desafortunadamente, muchos niños han desarrollado un patrón limitado de preferencias alimentarias (niños llamados quisquillosos/selectivos con los alimentos). Si bien esto puede ser frustrante y preocupante para los padres, se resuelve por sí solo con el tiempo.

Recomiendo no añadir vitaminas para " asegurarse de que reciban todo lo que necesitan." La importancia de una amplia variedad de alimentos es menos crítica de lo que la mayoría de las personas piensa, y la alta tasa de engaños en la industria de los suplementos es potencialmente perjudicial. Esta es una de las principales razones por las que desaconsejo suplementar con vitaminas.

Algunos estudios sugieren que los síntomas de intolerancia al gluten, parecen ocurrir debido a una reacción inflamatoria anormal hacia el gluten. Esta reacción inflamatoria puede ser el resultado de la debilidad parasimpática del sistema nervioso autónomo y no está directamente relacionada con la translocación bacteriana (intestino permeable).

A medida que el niño comienza a recuperarse al nivel neurológico, el sistema nervioso autónomo comienza a recuperarse, y la intolerancia al gluten a menudo se resuelve lentamente sin necesidad de llevar una dieta libre de gluten.

Terapias Físicas, Ocupacionales y del Habla

Estoy de acuerdo con continuar cualquier forma de terapia ocupacional o física mientras un paciente cumple el Protocolo Nemechek® pero, a medida que el niño mejora, creo que muchas de estas terapias se vuelven innecesarias y pueden desencadenar comportamientos negativos en los niños.

Los seres humanos son una especie que evolucionó para caminar, hablar y socializar, nuestra capacidad para podar nuestro cerebro está predeterminada naturalmente, no muy diferente a como se desarrolla el cerebro de un pájaro y entiende cómo construir un nido.

Mi experiencia me ha enseñado que una vez que el niño muestra signos generales de recuperación neurológica estando en el Protocolo Nemechek® y han superado su obstáculo principal con terapia, la terapia debe detenerse y el niño debe tener la oportunidad de recuperarse por su cuenta. Las interacciones sociales comunes con los padres, hermanos y otras personas son una gran fuente de estimulación para permitir un desarrollo normal continuo.

Durante la pandemia, mientras las escuelas estaban cerradas y los niños ya no recibían una variedad de terapias, muchos niños bajo mi cuidado experimentaron mejoras continuas y a veces ganancias mucho mayores en comparación a cuando recibían terapia de forma activa.

Control de los Niveles de Ácido Propiónico

Aunque existen pruebas disponibles que pueden medir los niveles de ácido propiónico en sangre y orina, no hay estándares establecidos que podamos usar para determinar si un nivel es demasiado alto o bajo de una manera similar a nuestra interpretación de los niveles de azúcar (glucosa) en sangre. Por lo tanto, no solicito a mis pacientes ninguna prueba de ácido propiónico.

Además, existe una variedad de variantes metabólicas del ácido propiónico (3HHA, 3HPA, HPHPA) y nadie sabe realmente si deben usarse como marcador para el autismo.

No hay razón para hacer pruebas de ácido propiónico con la finalidad de guiar la terapia. Ya sabemos que los niños no-autistas no presentarán los efectos del ácido propiónico, mientras que el niño autista sí. Mi tratamiento para ambos niños es el mismo, con o sin la presencia de ácido propiónico.

Además, sospecho que en diez años o más habremos descubierto que otras sustancias químicas, distintas al ácido propiónico, pueden potencialmente ser liberadas por el sobrecrecimiento bacteriano y como estas también pueden conducir a cambios de comportamiento. Recuerde, un fenómeno clave del Protocolo Nemechek® es revertir el sobrecrecimiento bacteriano en el intestino delgado, y esto eliminaría de manera predecible, la producción de cualquier producto químico derivado de las bacterias.

El reequilibrio exitoso de las bacterias intestinales dará lugar a la reducción del estrés inflamatorio, así como a la reducción de la producción anormal de químicos, ya sea ácido propiónico u otra sustancia.

Si un niño bajo mi cuidado tiene alguna característica que se parezca al autismo, cualquier trastorno espectral, ADD/ADHD, un trastorno del estado de ánimo o cualquier forma de retraso en el desarrollo, los iniciaré en el Protocolo Nemechek® porque con cualquiera de estos diagnósticos, el paciente tiene una buena probabilidad de mejoría o recuperación, independientemente del resultado de una prueba relacionada al ácido propiónico.

Mi protocolo se centra en restaurar la función neurológica a través de la reducción de la inflamación dentro del sistema nervioso. Todas estas condiciones mejorarán de manera similar porque todas ocurren como resultado de la falta de mecanismos adecuados de poda, reparación y rejuvenecimiento neuronal.

La Recuperación del Comodín Genético

Anteriormente se creía que el autismo era un trastorno predominantemente genético. Esta creencia se está desapareciendo a medida que más y más evidencia resalta la importancia del sobrecrecimiento bacteriano como un fenómeno desencadenante para la mayoría de los casos de autismo y de retraso del desarrollo.

Debido a que la combinación de bacterias intestinales de un niño proviene de su madre, es fácil entender cómo los investigadores anteriormente pueden haber notado una tendencia a que el autismo ocurra más en ciertas familias que en otras. Ahora estamos empezando a entender que no es el paso de material genético de un progenitor lo que determina el autismo, a menudo es el paso de madre a hijo de una microbiota intestinal dañada.

A pesar de esto, muchos niños con autismo a menudo son sometidos a pruebas genéticas para ayudar a dirigir el diagnóstico de su trastorno del desarrollo. El problema con estas pruebas genéticas aleatorias, es doble.

En primer lugar, el espectro de un "trastorno genético" implica que este es irreversible, y deja a muchos padres sintiendo que la recuperación es imposible de alcanzar. En realidad, a muchos padres se les informa que debido a los resultados de estas pruebas genéticas, existen pocas esperanzas de que su hijo mejore.

En segundo lugar, demostrar que existe una anormalidad genética no significa que la anormalidad sea una *causa* de autismo. Algunas anomalías genéticas en niños autistas, pueden hallarse en cierto porcentaje de todos los niños con autismo. De igual forma esto no significa que los genes identificados "causen" autismo.

Existe una posibilidad muy real de que algunos de estos genes, con una alta asociación con el autismo puedan simplemente desencadenar el sobrecrecimiento bacteriano, o conducir a una predisposición al sobrecrecimiento con una bacteria productora de ácido propiónico. Considero que esto es muy frecuente y explica por qué tantos niños mejoran bajo mi protocolo, a pesar de su anormalidad genética.

Otro hecho es que encontrar un gen para alguna condición médica, no significa que el gen necesariamente esté activo. Un ejemplo común es que muchas personas con ojos marrones pueden portar un gen para los ojos azules. Tienen el gen de los ojos azules, pero no está activado. He visto una gran variedad de niños recuperarse con el Protocolo Nemechek®, a pesar de las pruebas que demuestran la presencia de genes anormales o deleciones genéticas.

Mientras que los problemas anatómicos (cráneo reducido, problemas musculoesqueléticos en extremidades, etc.) asociados a algunas de estas anomalías genéticas no mejoran, he visto que la mayoría de estos niños experimentan mejoras neurológicas significativas con el Protocolo Nemechek®.

Los Otros Niños en la Familia

Al revisar la historia clínica de un paciente, muchos proporcionan una historia familiar que sugiere síntomas de disbiosis intestinal, que datan de algunas generaciones anteriores al niño con autismo.

Las bacterias intestinales de cada generación materna son dañadas por antibióticos, conservantes, pesticidas, microplásticos, y luego pasan a la siguiente generación. Estos ciclos de daño bacteriano intestinal acumulado continúan por generaciones.

Esto resulta en una disminución progresiva de la biodiversidad y a medida que la biodiversidad disminuye, la capacidad del organismo para mantener la separación de las bacterias pertenecientes al intestino delgado ("aves"), y al colon ("peces"), se debilita aún más. Es importante recordar que la baja biodiversidad contribuye a la desestabilización de las bacterias intestinales, de perderse el equilibrio, se desencadena la cascada que resulta en autismo, distintos trastornos del desarrollo, así como lesiones cerebrales acumulativas.

Por lo tanto, dado que el niño que tiene autismo o problemas de desarrollo recibió la combinación de baja biodiversidad por parte de su madre, los hermanos no adoptados, también corren un riesgo similar de desarrollar sobrecrecimiento bacteriano. Creo que todos los niños de la misma familia pueden beneficiarse del protocolo.

El protocolo es extremadamente seguro y creo que tiene una buena probabilidad de evitar que los otros niños de la familia (con una baja biodiversidad similar) desarrollen autismo, retraso del desarrollo o TDA, dolores de cabeza o depresión más adelante.

13

MANEJO DE LAS RABIETAS POR ANSIEDAD, TOC Y LA AGRESIVIDAD

C on la finalidad de ayudar a revertir los problemas de salud en los pacientes, trato de identificar los mecanismos subyacentes que desencadenan estos padecimientos, en lugar de prescribir medicamentos que a menudo solo los enmascaran. Enmascarar o controlar los síntomas con medicamentos no es necesariamente inapropiado ni debe considerarse "malo"; a menudo es lo mejor que podemos hacer con el conocimiento científico disponible.

Sin embargo, muchas condiciones crónicas son resultado de la inflamación excesiva, y el desequilibrio bacteriano con frecuencia contribuye a dicha inflamación. Los medicamentos típicos utilizados para tratar estas condiciones, solo tratan los efectos causados por daño inflamatorio, mas no la fuente subyacente de la inflamación.

Una gran diferencia entre tratar niños (especialmente niños con una discapacidad comunicativa) y adultos, es que los niños a menudo no hablan sobre los síntomas que experimentan o es posible que no puedan comunicar sus síntomas de la misma manera que la mayoría de los adultos.

Por ejemplo, un niño puede presentar una simple secreción nasal y tos ocasional durante algunas semanas, pero debido a que no hay fiebre alta, sus síntomas a menudo se interpretan como alergias o infecciones virales leves y no se brinda ninguna evaluación adicional.

Un adulto puede tener los mismos síntomas, pero también puede manifestar sentir dolor de cabeza, dolores musculares, escalofríos ocasionales y dolor de garganta. El adulto es diagnosticado con una infección sinusal, y es posible que se le ofrezca tratamiento antibiótico o un aerosol nasal con esteroides. El niño podría haber tenido los mismos síntomas adicionales, pero simplemente no proporcionó esta información clínica que cambió todo el enfoque del tratamiento.

El mismo problema ocurre al tratar, diagnosticar y manejar afecciones como la ansiedad, las rabietas (ataques emocionales), los comportamientos similares al TOC y las reacciones agresivas. Debido a que no podemos interrogar al niño sobre lo que siente, a menudo es imposible estar seguro de lo que está sintiendo (por ejemplo, ansiedad versus miedo, frustración versus ira).

Debido a que la historia clínica es bastante limitada, abordo estos problemas desde una perspectiva relacionada a la lesión mecánica. En otras palabras, ¿qué vías neurológicas pueden estar afectadas para dar lugar a estos comportamientos? La ansiedad y la agresión pueden ser muy apropiadas o inapropiadas dependiendo de la existencia de circunstancias verdaderamente amenazantes (por ejemplo, ser perseguido por un tigre) o no (por ejemplo, estar sentado durante un largo período en la escuela o durante un viaje en automóvil). Las reacciones apropiadas con frecuencia son evidentes, y generalmente no son motivo de preocupación. Las reacciones inapropiadas tienden a ser impredecibles y frustrantes para los padres.

Existe una variedad de situaciones y condiciones físicas que pueden desencadenar la liberación de la hormona noradrenalina (también conocida como norepinefrina) responsable la respuesta de tipo "lucha o huida". La liberación de esta es la que hace que los adultos y los niños se sientan ansiosos, agresivos o temerosos, y lo que hace que quieran huir de la situación que lo haya desencadenado.

Desencadenantes de la liberación de noradrenalina

Situación de peligro real
Desequilibrio de bacterias intestinales (SIBO)
Lesión del sistema nervioso autónomo
Lesión del sistema límbico
Efectos secundarios de la medicación

Reequilibrar las bacterias intestinales con inulina o rifaximina a veces puede resultar en una disminución significativa de la ansiedad y la agresión. Si los síntomas son persistentes después de reequilibrar las bacterias intestinales, las respuestas emocionales exageradas con frecuencia se deben al daño generado al sistema nervioso autónomo (lesión cerebral acumulativa).

Las reacciones emocionales excesivas o exageradas, pueden ocurrir después de una lesión grave causada el sistema límbico del sistema nervioso central. Por ejemplo, en el neuro trauma inducido por explosiones que experimentan los soldados, y afectan típicamente al sistema límbico se cree que son debidas a la combinación de la conmoción cerebral y la torsión de la cabeza al momento de la explosión. Afortunadamente, las lesiones en el sistema límbico son muy poco frecuentes en las conmociones cerebrales comunes.

Algunos medicamentos pueden desencadenar la liberación de hormonas de lucha o huida, si estos disminuyen la presión arterial y el aporte de oxígeno al cerebro. Los medicamentos capaces de causar esto incluyen los medicamentos para bajar la presión arterial utilizados para el control de la ansiedad (clonidina, guanfacina, propranolol), así como algunos medicamentos psicotrópicos (risperidona).

Este capítulo está dirigido a los comportamientos que han sido catalogados como ansiedad, ataques de pánico, TOC o agresividad, que son resultado de la disfunción autonómica.

Una Visión Mecánica de la Ansiedad

Como se discutió en otra sección del libro, el sobrecrecimiento bacteriano en el intestino delgado resulta en tres procesos patológicos distintos; la liberación de cantidades anormales de ácido propiónico, la liberación de citoquinas proinflamatorias y la activación de una población anormal de células en el cerebro conocida como microglia cebada o activada.

Mientras que la liberación de ácido propiónico es responsable de una cantidad de características que son exclusivas del autismo (pérdida de contacto visual y conciencia), las citoquinas proinflamatorias y la microglia cebada afectan directamente la capacidad natural del cerebro para podar y reparar el cerebro.

Recuerde, la lesión cerebral acumulativa (LCA) es la incapacidad de reparar completamente el cerebro después de lesiones cerebrales leves a graves, que conducen al daño residual producto de una lesión reciente, que se agrega al daño residual de lesiones pasadas. Aunque cualquier parte del cerebro puede dañarse después de un traumatismo craneal, el daño al sistema nervioso autónomo a menudo resulta en síntomas notables.

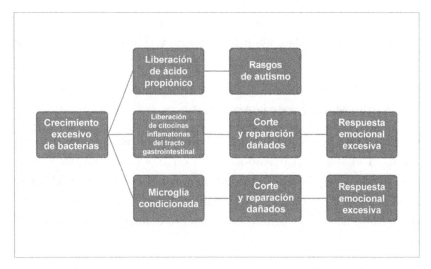

El Sobrecrecimiento Bacteriano Desencadena Tres Vías que Contribuyen a los Problemas Emocionales

El sistema nervioso autónomo (SNA) controla todos los aspectos involuntarios del funcionamiento fisiológico en el organismo. Controla el sistema inmunológico, regula la producción de hormonas, controla el metabolismo, la motilidad del tracto intestinal, la presión arterial, la frecuencia cardíaca, así como la intensidad adecuada de las respuestas emocionales.

Además, el sistema nervioso autónomo puede verse lesionado producto de una variedad de traumas, sin que estas sean una lesión física. Cada vez existe más evidencia de que el cerebro también puede sufrir daño celular después de traumas emocionales significativos, o después de la liberación de citoquinas inflamatorias posterior a cirugías, fracturas, vacunas e incluso después de un accidente cerebrovascular. Cualquiera de estos traumas tiene el potencial de aumentar el daño al sistema nervioso autónomo.

Mecanismos de lesión del sistema nervioso

- **Lesión física:** conmoción cerebral o eventos subconmocionales

- **Lesión inflamatoria:** cirugía, vacunas, fracturas

- **Trauma emocional:** cambio de hogar o de terapeuta, acoso

Los síntomas más comunes a partir de una lesión cerebral resultan de que el sistema nervioso autónomo no es capaz de regular la presión arterial cerebral correctamente, causando una presión y aporte de oxígeno cerebral subóptimos. El término técnico que define esto es *hipoperfusión cerebral.*

La presión cerebral baja y el aporte inadecuado de oxígeno, con frecuencia resultan en síntomas como dolores de cabeza (migraña, en racimos o a tensión), fatiga crónica e inexplicable, dificultad para concentrarse (a menudo diagnosticado como ADD o ADHD), hiperactividad, insomnio y aumento de la sed y/o el hambre con antojos específicos de alimentos salados o dulces.

Lo más importante es que la presión cerebral baja puede resultar en la liberación periódica de noradrenalina, la hormona de lucha o huida. La noradrenalina se libera en los nervios de la rama simpática del sistema nervioso autónomo, no de la glándula suprarrenal como su nombre podría sugerir.

Como sugiere la expresión "lucha o huida", la noradrenalina puede causar comportamientos agresivos, ansiosos y temerosos, que a veces se manifiestan como una necesidad de escapar o huir. Esta necesidad de escapar a menudo se conoce como fugas en los niños. Cada vez existe más evidencia científica que indica que los niños con autismo, con trastornos del desarrollo y déficits de atención y aprendizaje sufren de disfunción autonómica y presión arterial cerebral baja.

Respuestas Ansiosas, Hambrientas, Hiperactivas y Agresivas

El SNA ha evolucionado en todos los animales, incluidos los humanos, para ayudar a mantenerlos vivos en la naturaleza. Los simios primitivos y los humanos de la edad de piedra no tenían un concepto moderno de cuánto necesitaban comer o beber, pero sobrevivieron porque su SNA los hacía sentir hambrientos o sedientos.

El SNA nos indica cuando debemos dormir y cuando despertar. El SNA ¨escanea¨ el entorno en busca de señales de peligro y constantemente ofrece respuestas de retroalimentación con respecto a la seguridad o el peligro. Estas señales son a menudo catalogadas como nuestro "sexto sentido" o nuestra "voz interior", por ejemplo cuando una situación nos hace sentir incómodos.

Si el SNA se lesiona, la pérdida de la presión arterial adecuada y el aporte de oxígeno al cerebro es un problema grave, ya que el cerebro solo tiene un segundo de reserva de oxígeno, por lo cual rápidamente hecha mano a sus recursos, con el propósito de no colapsar y claudicar por falta de oxígeno. La reacción física y de urgencia al suministro subóptimo de oxígeno a veces pueden ser tan intensa que asemeja la sensación de estarse ahogando. Para sobrevivir, el cerebro buscará formas de mejorar la presión arterial y el suministro de oxígeno.

El cerebro aprende/interpreta que los líquidos o alimentos que contienen sal o azúcar aumentarán la presión arterial en la cabeza y ayudarán a mejorar el suministro de oxígeno a las neuronas. Esto es lo que impulsa la necesidad incesante en algunos niños de comer o beber y si no obtienen suficiente, comienzan a actuar irritables y enojados. Algunos padres se refieren en broma a esta combinación de hambre y enojo como "*hangry*" (término en inglés combinado que define estar hambriento y enojado).

Del mismo modo, el movimiento de los músculos de las piernas aumentará la presión arterial y el suministro de oxígeno al cerebro. Todos hemos sido testigo por ejemplo, alguna vez la escena de un individuo en un café o en un escritorio en el trabajo cuyos pies o piernas están golpeando o rebotando incesantemente. En los niños con autismo, la presión arterial baja es la responsable de su hiperactividad y de los comportamientos relacionados a caminar con la punta de pies, que a través de la contracción muscular, lleva la sangre hacia el cerebro.

La contracción de los músculos de las piernas mientras éstas se mueven o al caminar sobre la punta de los pies, también ayuda a dirigir el flujo sanguíneo hacia el cerebro, mejora el suministro de oxígeno a las neuronas y ayuda a amortiguar sus impulsos incontrolables de lucha o huida.

El movimiento de los músculos es impulsado subconscientemente por el cerebro para evitar desmayarse y posiblemente, morir. Algunos niños mejorarán el flujo sanguíneo cerebral acostándose, o incluso colgando la cabeza al borde del sofá o de la cama.

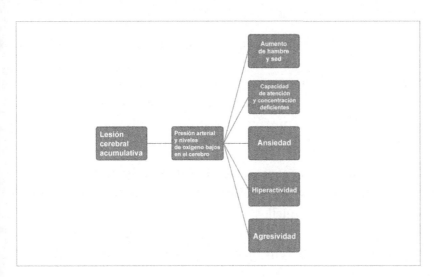

La Presión Cerebral Baja Causa Distintos Síntomas

Si un niño neurotípico en séptimo grado, sufre lesiones que resultan en una presión arterial cerebral baja, puede actuar un poco inquieto en clase y a veces se le puede ver golpeando con los pies. Si la presión cerebral es lo suficientemente baja, podría afectar su concentración y se le será probablemente diagnosticado un trastorno por déficit de atención (TDA).

Puede que coma algunos alimentos salados o dulces que lleva en su mochila. Aunque se siente inquieto, no se levanta de su silla. A su edad y nivel de madurez, tiene suficiente control sobre sus impulsos como para permanecer sentado, porque sabe que tendrá problemas con su maestro si se levanta y empieza a deambular.

Si ese chico estuviera en primer grado en lugar de séptimo grado, no sería tan capaz de controlar sus impulsos debido a su inmadurez. Saltará de su silla cada vez que su cerebro necesite mover sus músculos para impulsar la presión arterial y el suministro de oxígeno. Será colocado en la categoría de hiperactivo, a menos que también esté teniendo problemas para mantenerse concentrado y para prestar atención, en ese caso será diagnosticado con déficit de atención e hiperactividad.

Un niño de primaria me dijo una vez que cuando se sentaban en su silla durante demasiado tiempo, su vista comenzaba a ponerse borrosa y temporalmente se volvía completamente negra. Lo que describen es la lenta disminución del suministro de oxígeno al cerebro, a medida que su presión arterial cerebral disminuye paulatinamente, mientras permanecen quietos en sus asientos.

El niño, comprensiblemente, se sentía ansioso o asustado, y se levantaba de su asiento y deambulaba por el aula para evitar que esto volviera a suceder. Aquellos que se encuentren observando al niño puede que piensen que este se está portando mal y que es incapaz de seguir instrucciones. Pero desde la perspectiva fisiopatológica del evento y del niño, simplemente está obedeciendo la orden del cerebro de usar el movimiento corporal para mejorar el suministro de sangre y oxígeno al cerebro.

El impulso de mover los músculos es generado por la liberación de las hormonas de lucha o huida. Como su nombre lo indica, el impulso primitivo que el niño experimenta por efecto de las hormonas de lucha o huida es extremadamente poderoso, y además de hacer que el niño se muestre inquieto e hiperactivo, puede hacer que también se sienta inusualmente ansioso, temeroso, enojado y agresivo.

Reconocimiento de los Problemas de Presión Arterial Baja en Niños con Autismo o con Trastornos del Desarrollo

La hiperactividad y la ansiedad, la ira o la agresividad que acabo de describir es la misma razón por la que los niños pequeños con autismo o trastornos del desarrollo tienen dificultad para quedarse quietos o concentrarse. Con frecuencia esta es la explicación a por qué de repente algunos tiran del cabello, rasguñan o muerden cuando se sienten frustrados, sumado a la falta de adquisición aun del lenguaje.

El mismo proceso que desencadena el autismo y los problemas de desarrollo, es el responsable de la reparación inadecuada del trauma cerebral, la lesión cerebral acumulativa y la presión arterial cerebral baja. Estos niños a menudo no pueden quedarse quietos, porque su cerebro teme que puedan morir por falta de oxígeno si lo hacen.

Caminan, caminan en la punta de sus pies, corren, trepan y saltan para aumentar la presión arterial en sus cerebros. Algunos de los movimientos repetitivos de los brazos también puede aumentar la presión arterial en la cabeza, a través de los grandes vasos sanguíneos de la porción superior del miembro. Algunos niños están constantemente hambrientos o sedientos, lo que desafiará la fuerza de voluntad o incluso la instrucción de sus padres de dejar de comer o beber.

En mi experiencia, el fenómeno de la presión arterial baja es extremadamente frecuente, y lo veo casi a diario entre las familias que visitan mi consultorio. Durante la consulta de una hora, el niño ha comido o bebido poco, y sus movimientos están de alguna forma restringidos debido al tamaño del consultorio.

Frecuentemente, el comportamiento ansioso, perturbador y agresivo del niño comienza a intensificarse cuanto más dura la visita. Suelo pedirle a los padres que les den de comer algo dulce o salado de estar disponible, y animo al niño a beber alrededor de 50-100 ml de agua en cinco minutos. Estos sencillos pasos aumentan la presión arterial y el suministro de oxígeno al cerebro, aliviando ese miedo a ahogarse que el cerebro estaba comenzando a experimentar.

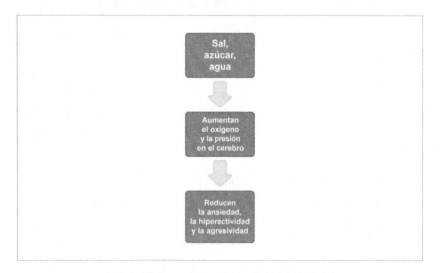

La Sal, el Azúcar y el Agua Pueden Reducir la Ansiedad

Existen otras circunstancias que pueden empeorar temporalmente los problemas subyacentes relacionados a la presión arterial cerebral de un niño, como: la falta de sueño, sinusitis leve o infecciones gastro-intestinales, fiebre, situaciones emocionalmente estresantes y dolor (dental o abdominal) son todos capaces de empeorar temporalmente los problemas de presión arterial de un niño y desencadenar los síntomas ya descritos.

Algunas veces, el Ejercicio, la Sal, el Azúcar y el Agua no son Suficientes

A través de la experiencia práctica, la mayoría de los padres aprenden que el ejercicio, los alimentos o los líquidos ayudarán a que sus hijos puedan concentrarse mejor y a que se sientan menos irritables o ansiosos. Pero a veces los problemas de presión arterial cerebral baja alcanzan tal punto, que estos simples pasos tienen poco o ningún efecto. En ciertas circunstancias, los medicamentos prescritos pueden usarse para controlar la ansiedad, la hiperactividad o los comportamientos agresivos.

La persona más apta para decidir qué medicamento y cuándo usarlo, es el médico tratante del paciente. Mi discusión sobre estos medicamentos pretende ser una guía para que los médicos y los padres entiendan más sobre los medicamentos comúnmente utilizados, esto no es una recomendación particular para ninguno de mis pacientes dentro del protocolo.

> **Medicamentos para el control de la conducta utilizados en autismo y en trastornos de desarrollo**
>
> - Benzodiazepina
> - Antihistamínicos
> - Inhibidores de la recaptación de serotonina
> - Agonista alfa-2 adrenérgico
> - Agentes antipsicóticos
> - Medicamentos para aumentar la presión arterial

Por lo general, estos medicamentos son indicados para suprimir comportamientos ansiosos, independientemente de la causa. La ansiedad puede suprimirse usando una clase de medicamentos conocidos como inhibidores de la recaptación de serotonina, como lo son la fluoxetina (Prozac®) o la sertralina (Zoloft®). La Hidroxizina (Anti-vert®) es un antihistamínico, prescrito para ayudar con la ansiedad leve.

Además medicamentos más potentes, los benzodiazepínicos, como el alprazolam (Xanax®), podrían ser utilizados para emergencias por ansiedad severa y agresividad. Estos medicamentos pueden ser alta-mente efectivos, pero deben usarse con precaución debido al riesgo de adicción.

Algunos niños reciben medicamentos agonistas-alfa-2-adrenérgicos, tradicionalmente utilizados para reducir la ansiedad generada por situaciones comunes, como la ansiedad generalizada y el miedo escé-nico. Algunos ejemplos comunes incluyen el propranolol (Inderal®), la guanfacina (Tenex®, Intuniv®), y la clonidina (Catapres®).

Medicamentos que reducen la ansiedad y la presión arterial

- Propranolol (Inderal®)

- Guanfacina (Tenex®, Intuniv®)

- Clonidina (Catapres®)

Irónicamente, estos medicamentos fueron originalmente desarro-llados para disminuir la presión arterial, al bloquear los efectos de la noradrenalina (norepinefrina). Estos medicamentos se usan con la intención de reducir la ansiedad en los niños al bloquear los efectos de la noradrenalina, pero al hacerlo, estos medicamentos a veces pueden empeorar la ansiedad y la agresividad, al disminuir aún más la presión arterial cerebral. Esto puede tener el efecto adverso de someter al niño a una montaña rusa emocional de ansiedad y agresividad fluctuantes.

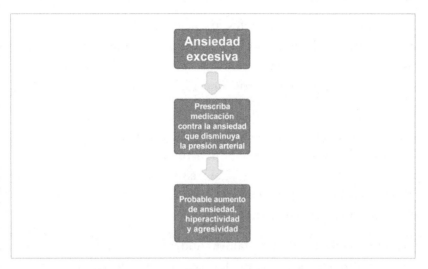

Posible Empeoramiento de la Ansiedad con el Uso de Medicamentos

Cuando la ansiedad es más intensa e involucra un comportamiento agresivo, a veces se utilizan medicamentos antipsicóticos potentes. Estos medicamentos funcionan a través de mecanismos inciertos y se emplean simplemente para controlar los comportamientos. Estos medicamentos también pueden causar efectos adversos graves, como la discinesia tardía, psicosis e incluso el suicidio. Considero que deben ser prescritas por los médicos como último recurso. Algunos ejemplos comunes son el aripiprazol (Abilify®), el fumarato de quetiapina (Seroquel®), haloperidol (Haldol®), y risperidona (Risperidol®).

Aquellos niños que responden al Protocolo Nemechek®, deben ser monitoreados cuidadosamente por sus médicos, con el fin de que estos medicamentos puedan ser ajustados adecuadamente y disminuirlos a medida que el sistema nervioso autónomo se recupera.

Aumento de la Presión Arterial para Disminuir la Ansiedad y la Agresividad

Contrario a los medicamentos tradicionalmente empleados para tratar la ansiedad, he descubierto que el uso de medicamentos para elevar la presión arterial cerebral es muy efectivo para reducir la ansiedad y la agresividad en muchos niños.

Ya es conocido que los medicamentos que elevan la presión arterial ayudan a calmar a los niños ansiosos e hiperactivos. Los medicamentos utilizados para elevar la presión arterial funcionan estimulando la rama simpática del sistema nervioso autónomo (simpaticomiméticos), o aumentando la retención de agua salada en el organismo (fludrocortisona).

Distintos medicamentos (Ritalin®, Adderall® y Concerta®) comúnmente utilizados para tratar el trastorno por déficit de atención (TDA) o el trastorno por déficit de atención con hiperactividad (TDAH), mejoran el comportamiento en los niños, al elevar la presión arterial cerebral y al estimular directamente el cerebro (de forma similar a la cafeína).

Medicamentos que aumentan la presión arterial y estimulan el cerebro

- Anfetamina / Dextroanfetamina (Adderall®)
- Lisdexamfetamina dimesylate (Vyvanse®)
- Clorhidrato de atomoxetina (Strattera®)
- Metilfenidato (Quillivant XR®)
- Metilfenidato (Focalin XR®)
- Metilfenidato (Concerta XR®)
- Metilfenidato (Ritalin®)
- Anfetamina (Dexedrine®)
- Anfetamina (Evekeo®)
- Droxidopa (Northera®)

Algunos niños no toleran estos medicamentos, pero existen otros medicamentos que aumentan la presión arterial en el cerebro. Debido a que no penetran en el sistema nervioso central, no sobreestimulan a los niños con autismo o trastornos del desarrollo. Prefiero, particularmente emplear un curso limitado de midodrina (Proamantina®) en aquellos pacientes que padecen síntomas asociados a la presión arterial cerebral baja.

Medicamentos que sólo aumentan la presión arterial

- Midodrina (Proamantine®)

- Fludrocortisona (Florinef®)

La Midodrina fue aprobada en los EE.UU. para tratar la presión arterial baja (hipotensión ortostática), causada por la disfunción autonómica en adultos en el año 1996. La droga estimula los receptores simpáticos en el cuerpo y da lugar a un aumento de la presión arterial cerebral.

Los pacientes adultos con presión arterial baja y con disfunción autonómica, con frecuencia se sienten ansiosos, tienen dificultad para concentrarse, experimentan más hambre y sed, y tienen dificultad para permanecer quietos mucho tiempo. Estos síntomas son notablemente similares a los de los niños con autismo y trastornos del desarrollo.

El uso de midodrina para el tratamiento de adultos con estos síntomas autonómicos, a menudo mejora en gran medida sus síntomas sin causar una estimulación mental excesiva o exacerbar su ansiedad.

La midodrina funciona igualmente bien en niños. La midodrina se administra típicamente a primera hora, justo después de despertar, con una segunda dosis durante el resto día. Esta segunda dosis es a menudo alrededor de la 1-3 PM.

El medicamento funciona dentro de los siguientes 25-30 minutos de la primera dosis, por lo que los efectos positivos pueden observarse de inmediato. Debido a la variación típica en el comportamiento de un niño durante la semana, los padres pueden tardar unos días en notar su impacto positivo. Como todos los aspectos del Protocolo Nemechek®, *la paciencia de los padres es clave*.

A menudo hablo de la midodrina como una terapia temporal, que se debe utilizar por un período limitado de tiempo entre la necesidad de controlar mejor los comportamientos exagerados del niño y el momento en que este se recupera lo suficiente como para poder controlar su propia presión arterial y emociones sin el uso de midodrina.

La midodrina funciona durante aproximadamente seis horas, por lo que un padre solo debe suspender el medicamento un día determinado para observar el comportamiento del niño sin los efectos del medicamento al día siguiente.

La dosis y el uso de midodrina se disminuye a medida que el sistema nervioso autónomo se recupera. Antes de descubrir cómo conseguir de forma efectiva que el sistema nervioso autónomo se recupere, usé midodrina con frecuencia en pacientes adultos con síntomas molestos relacionados a la presión arterial cerebral baja. Ahora rara vez lo prescribo y solo por cortos períodos, ya que mis pacientes a menudo se recuperan lo suficiente en tan solo unos pocos meses, por lo que ya no es necesario.

Lucha o Huida Versus la Ira al Volante Durante la Infancia

Además de regular adecuadamente la presión arterial, el SNA también influye en cómo regulamos la intensidad de nuestras respuestas emocionales para mantenernos seguros, ante ciertas situaciones. El SNA constantemente escanea el entorno en busca de señales de seguridad, peligro y situaciones que amenacen la vida. Este sistema de evaluación y respuesta a amenazas fue nombrado como "*neurocepción*" por el Dr. Stephen Porges, siendo este uno de los principales puntos en su Teoría Polivagal.

Cuando nuestro SNA determina que nuestro entorno es seguro, nuestras respuestas defensivas se suprimen y nos sentimos tranquilos. Cuando se percibe una potencial amenaza o peligro, la rama simpática del SNA aumenta nuestro sentido de vigilancia y desencadenará respuestas protectoras, que hacen que el individuo actúe más agresivo y esté dispuesto a luchar o huir de la amenaza que fue percibida.

El sistema de evaluación y respuesta a amenazas funciona por debajo de tu umbral de conciencia, pero puedes sentir su presencia físicamente. Las personas a menudo se refieren a este sistema al describir una voz interior, o su intuición sobre alguna situación que les haya hecho sentir miedo. Las lesiones en el SNA pueden hacer que el sistema de evaluación y respuesta a amenazas funcione de manera incorrecta.

Si el cerebro no puede recuperarse completamente y se produce una lesión cerebral acumulativa, las irregularidades en la capacidad de una persona, para percibir adecuadamente lo que representa una amenaza y lo que no, resultarán en un cerebro que no sabe cómo responder adecuadamente a determinadas situaciones.

El término "*ira al volante*" se utiliza a menudo cuando se habla de la reacción excesiva/exagerada de los conductores en situaciones de tráfico estresantes. La ira al volante ocurre cuando el sistema de evaluación y respuesta a amenazas se encuentra dañado a raíz de una lesión cerebral, y hace que las personas reaccionen de forma exagerada a las amenazas percibidas.

Cuando funciona correctamente, el sistema de evaluación y respuesta a amenazas regula el nivel de vigilancia que una persona requiere al conducir. Ya sea que estén conduciendo en una carretera rural aislada o en una carretera concurrida con tráfico a alta velocidad, el sistema de evaluación y respuesta a amenazas se encarga de monitorear constantemente el peligro potencial de la situación actual, y obliga al conductor a aplicar la cantidad adecuada de vigilancia para permitirles conducir de forma segura.

Por ejemplo, en una carretera rural, una persona puede conducir de forma relajada porque viaja a velocidades más bajas con poco tráfico y, a menudo, mucha visibilidad debido a los espacios abiertos. Pero cuando se conduce a velocidades más altas en una carretera, hay más peligro y el sistema de evaluación y respuesta a amenazas del conductor aumentará su nivel de alerta. Ser más cuidadoso en una carretera transitada puede parecer sentido común, pero gran parte el aumento de la vigilancia que uno experimenta al conducir es subconscientemente producida por el sistema de evaluación y respuesta a amenazas del SNA.

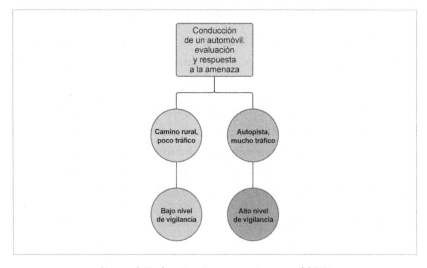

Sistema de Evaluación y Respuesta a Amenazas del SNA

Un SNA saludable no permitiría que una persona conduzca de forma casual e insegura en una carretera transitada, como lo haría en una carretera rural. Conducir de forma casual en una autopista muy transitada es demasiado peligroso, y el SNA está diseñado para protegerlos y mantenerlos vivos. El sistema de evaluación y respuesta a amenazas obliga al conductor a mantener su enfoque y vigilancia, escaneando el tráfico, manteniendo una velocidad razonablemente segura y manteniendo el control del volante. Su vigilancia aumenta a medida que aumenta la intensidad del tráfico. Cuando alguien se adelanta de una forma potencialmente peligrosa, su sistema de evaluación y respuesta a amenazas les ayuda a reaccionar rápidamente para evitar un choque. Es importante destacar que, a medida que aumenta la amenaza externa, el nivel de vigilancia y la intensificación de la reacción también aumentan de manera apropiada y proporcional.

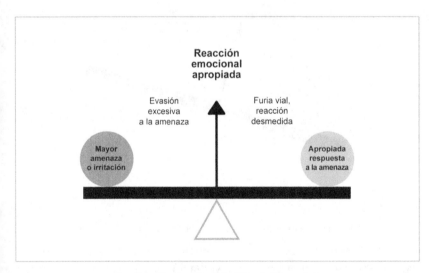

Una Reacción Emocional Equilibrada Y Apropiada

El daño al sistema de evaluación y respuesta a amenazas, puede impedir que alguien pueda aumentar su vigilancia, al punto donde ya no pueda conducir en una carretera. Aunque pueden lidiar el tráfico de bajo estrés de una carretera rural o calle dentro de la ciudad, su lesión les impide aumentar su vigilancia lo suficiente como para conducir en una carretera. He visto esto varias veces en adultos, estos refieren que poco después de un trauma, de manera inexplicable ya no podían conducir en una carretera.

Sienten como si alguna fuerza interna les impidiera hacerlo porque sus niveles de ansiedad se elevarían a niveles intolerables. Lo que están reportando es que el daño que sufrieron por su lesión cerebral ha afectado negativamente su sistema de evaluación y respuesta a amenazas. A raíz de esta lesión, ahora son incapaces de aumentar su respuesta a las amenazas para lidiar con el peligro potencial que implica conducir su automóvil a alta velocidad.

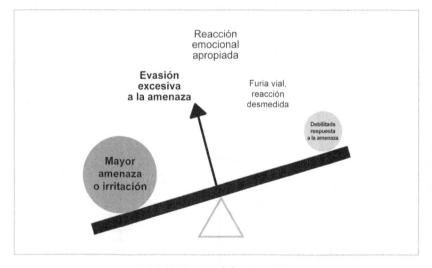

Evasión Excesiva de las Amenazas

A veces las lesiones pueden tener el efecto contrario. En lugar de ser incapaz aumentar el nivel de vigilancia para que coincida con el evento estresante, el sistema de evaluación y respuesta a amenazas sobre-responde y el conductor demuestra una respuesta excesivamente agresiva, comúnmente conocida como "*ira al volante*".

Los comportamientos agresivos de ira al volante ocurren cuando el comportamiento de otro conductor provoca al individuo con un sistema de evaluación y respuesta a amenazas dañado, y este lo percibe como irritante o incluso peligroso. Su respuesta al evento es excesiva. En lugar de simplemente sentirse molesto o asustado y tratar de disminuir el peligro del momento, el conductor con ira al volante tendrá una respuesta excesiva que podría implicar gritos, gestos agresivos e incluso podría perseguir al otro conductor.

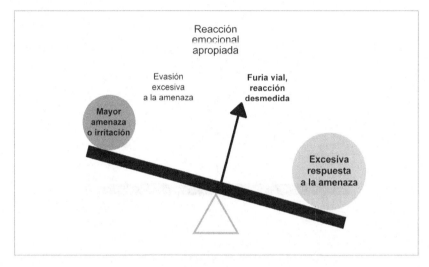

Exceso Contra La Amenaza

A menudo las personas se sorprenden cuando hablo de la ira al volante desde la perspectiva del daño al SNA, ya que la ira al volante no es un problema infrecuente con mis pacientes adultos, y la mayoría se recupera muy bien bajo el Protocolo Nemechek®. A medida que el daño crónico a su sistema nervioso se repara, la ansiedad o agresividad al conducir, a menudo se disipa.

Ira al Volante en Niños

Desde la perspectiva de un niño, una situación amenazante puede darse cuando otro niño intenta tomar su juguete (resolución de conflictos), cuando hay un cambio imprevisto en la planificación (problemas de transición), o se le da una orden de hacer algo que no quiere hacer (hora de guardar el iPad).

Si su sistema autónomo de evaluación y respuesta a amenazas funciona correctamente, su reacción a estos posibles escenarios será proporcional y apropiada. Siguen la orden, pero pueden hacer pucheros o mostrar ligeramente su disgusto, pero obedecen la orden.

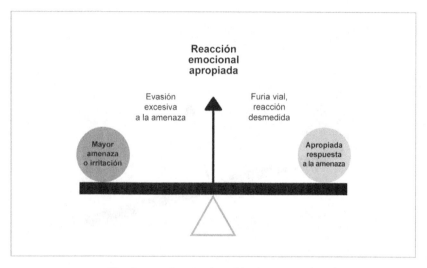

Una Reacción Emocional Equilibrada Y Apropiada

Pero cuando el SNA no funciona correctamente debido a una lesión cerebral, la respuesta a estas situaciones puede resultar en una respuesta de evitación excesiva o una respuesta excesivamente agresiva brindada por el sistema de evaluación y respuesta a amenazas.

En los niños, un pobre manejo de las respuestas a posibles amenazas podría hacer que el niño se retire a otra habitación cuando extraños o incluso sus propios hermanos entran a la habitación en la que ellos se encuentran.

El niño se retira a otra habitación ocurre porque debido a lesión previa al sistema de evaluación y respuesta a amenazas, este es incapaz de aumentar el nivel de vigilancia para manejar la complejidad de la situación. Esta es una respuesta común en niños con autismo y trastornos del desarrollo.

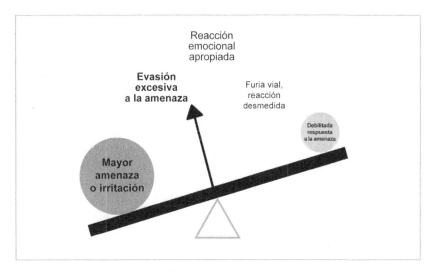

Evasión Excesiva de las Amenazas

De manera ocasional, el sistema de evaluación y respuesta a amenazas dañado, desencadenará una respuesta excesiva, similar a la ira al volante. Si una persona intenta quitarle un artículo en el que el niño se encuentra interesado (juguete, iPad, etc.) o si ocurre un cambio repentino en el horario, o si uno de los padres, terapeutas o maestros le hace una solicitud al niño y este no la toma bien, el niño reacciona con una agresión excesiva similar a la ira al volante. Tirones de cabello, mordidas, rasguños, patadas y puñetazos son el resultado de una respuesta primitiva, y excesiva por parte del sistema de evaluación y respuesta a amenazas.

Esta reacción a menudo se denomina como un problema con las transiciones. En realidad, lo considero como la ira al volante, que surge de una situación irritante, ya que la agresión no se desencadena si un niño hace la transición a una actividad preferida, como recibir un helado o una galleta.

Esta no es una situación inusual en algunos niños con autismo y/o problemas de desarrollo. Afortunadamente, el daño neurológico que causa estas respuestas puede mejorar con el Protocolo Nemechek®, lo mismo sucede en adultos.

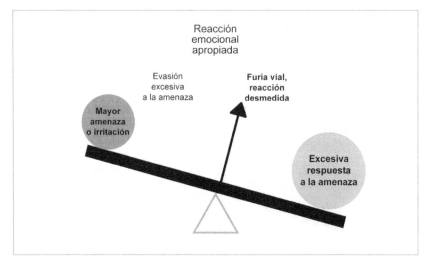

Exceso Contra La Amenaza

Los comportamientos agresivos también pueden ser mal catalogados como "desafiar", como si el niño tuviera un rol intencional y controlable en la reacción. Las técnicas de modificación del comportamiento no tienen éxito en el control de este tipo de reacciones. Durante estos momentos el niño no elige portarse de forma agresiva.

Las reacciones son una respuesta biológica excesiva, no calibrada, agresiva, primitiva y poderosa, que la mayoría de los niños son incapaces de controlar. El niño quiere complacer a sus padres o terapeutas y ciertamente no desea hacerles daño. Los niños de forma casi universal muestran remordimiento por el daño que pudieron haber causado a alguien.

Estos momentos agresivos, de ira al volante están diseñados de forma muy primitiva y se desencadenan en el subconsciente. El niño tiene un control limitado sobre estos momentos, y muy frecuentemente muestra remordimiento después de que su reacción causara daño a otros.

Identificación de la Ira al Volante a Raíz de la Ansiedad por Presión Arterial Baja

Con el fin de manejar de manera eficaz los altibajos emocionales del niño, es necesario conocer las diferencias entre la reacción de lucha o huida causada por presión arterial baja, y las respuestas agresivas de tipo "ira al volante". Ambas implican un estado emocional exagerado con lo que puede parecer ansiedad, agresividad o ira y pueden confundirse fácilmente entre sí.

El protocolo ayudará al sistema nervioso autónomo a recuperarse lo suficiente como para permitir que ambos problemas mejoren sustancialmente. Hasta que esto suceda, el manejo de las respuestas por parte de los padres es bastante diferente.

Las respuestas por presión arterial baja se pueden evitar o manejar con un aumento en la ingesta de líquidos o sal, colocando al niño en posición horizontal (acostado en el sofá o el suelo para leer o jugar) o con el uso de midodrina para aumentar la presión arterial. Si el evento de ansiedad y agresión parece desencadenarse sin ningún irritante, esto es probablemente que sea una reacción de lucha o huida por presión arterial cerebral excesivamente baja. Estos eventos pueden ocurrir si el niño está sentado en una silla o en el automóvil por demasiado tiempo, si tiene una infección leve, tiene demasiado calor o no ha ingerido suficiente comida o bebida recientemente. Los niños con mala regulación de la presión arterial a menudo están bastante inquietos o hiperactivos y parecen tener sed o hambre con frecuencia.

Cuando una respuesta excesivamente agresiva es desencadenada por frases como "es hora de guardar eso", "no podemos (hacer lo que el niño quiere)" o "vas a (el evento esperado)", probablemente sea una respuesta de ira al volante, producto del daño al sistema de evaluación y respuesta a amenazas. Los eventos de ira al volante pueden manejarse teniendo una mejor planificación de las transiciones, generando distracciones de los irritantes o, en los casos más graves, con medicamentos para modificar el comportamiento.

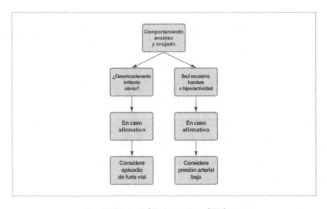

Presión Arterial Baja vs. Ira al Volante

En mi experiencia, no es inusual que los niños tengan características de ambos, pero los pacientes que presentan los eventos de ira al volante más graves e incluso peligrosos, tienden a hacerlo cerca o durante la adolescencia.

A menudo, un niño con autismo y/o problemas de desarrollo tendrá antecedentes de ser hiperactivo y de sentirse hambriento o sediento con frecuencia. Los padres se han puesto en sintonía para lidiar con esto, teniendo a mano muchos líquidos o refrigerios, especialmente mientras viajan para mantener bajo control las ansiosas rabietas de sus hijos. Un término popular para esta observación es "hangry", una combinación de las palabras hambriento y enojado ("hungry" y "angry" en inglés). Luego, a medida que algunos niños crecen, comienza un patrón diferente de agresión, identificable como ira al volante, a menudo sin ninguna causa aparente que los padres puedan identificar.

Los padres, terapeutas y maestros con frecuencia buscan causas que desencadenen una ira excesiva en un individuo típicamente racional, con un sistema de evaluación y respuesta a amenazas saludable, y funcional. Cuando no encuentran una razón, a menudo comienzan a relacionarlo a problemas de desafío, con etiquetas como el Trastorno Negativista Desafiante.

En su lugar, deberían estar buscando un evento potencialmente traumático que dañara el sistema autónomo de evaluación y respuesta de amenazas.

Posibles traumas causantes de furia vial

- **Lesión física:** conmoción cerebral o eventos subconmocionales

- **Lesión inflamatoria:** cirugía, vacunas, fracturas

- **Trauma emocional:** cambio de hogar o de terapeuta, acoso

Al entrevistar a los padres sobre el período de tiempo previo al inicio de la agresión de tipo ira al volante, con frecuencia puedo identificar traumas emocionales o físicos, que potencialmente podrían haber lesionado aún más el sistema nervioso autónomo.

La mayoría de las veces, es el trauma emocional inevitable el que destaca como la causa más probable. Algunas rabietas pueden ser apropiadas para el nivel aproximado de madurez del niño, pero tienden a ser más bien autolimitadas, nunca agresivas y tienen una causa obvia.

Independientemente de la fuente del trauma, el Protocolo Nemechek® puede ayudar al niño a reparar el daño causado al sistema autónomo de evaluación y respuesta a amenazas, y con el tiempo los eventos disminuirán y, a menudo, cesarán por completo.

Manejo de la Ira al Volante en Niños

Después de determinar que el paciente realmente tiene el tipo de episodios agresivos denominados ira al volante, tendré que idear un plan de tratamiento para ayudar a minimizar los eventos, y ayudarlos a recuperarse a prontitud, antes de que se causen lesiones graves a sí mismos o a otras personas.

El primer paso es iniciar el Protocolo Nemechek® en los niños con problemas de agresividad excesiva. Incluyendo la estimulación del nervio vago, ya que aumenta las posibilidades de que el niño experimente una mejoría más amplia de estos estallidos potencialmente peligrosos.

A medida que el SNA se recupera, los episodios de ira al volante pueden disminuir en intensidad y en frecuencia, hasta llegar a detenerse. El segundo paso para evitar o limitar la frecuencia de los brotes agresivos es reconocer que no son producto de deseos voluntarios, autodirigidos, sino más bien de un impulso involuntario diseñado por la evolución para ayudarnos a sobrevivir.

Las respuestas emocionales del niño simplemente fallan debido al daño autonómico subyacente. Es importante recordar que esto no es por falta de amor o voluntad. Simplemente no poseen el control suficiente sobre sus impulsos para lograr suprimir estos comportamientos. Tratar de razonar con un niño con discapacidad de desarrollo, mientras sufre un episodio de ira al volante de origen autonómico generalmente resultará inútil y frustrante para todos. Si alguna vez has estado en un automóvil con alguien que experimenta ira al volante, entenderá que racionalizar con ellos rara vez tiene algún impacto en su comportamiento impulsivo.

Lo que se necesita es una programación de eventos consistente y predecible, con horarios flexibles, reconociendo que el niño necesita estar en un estado mental positivo para realizar cualquier cambio necesario en el programa. En otras palabras, minimizar los momentos irritantes tanto como sea posible. Los padres pueden crear un horario con las actividades diarias del niño, que sea comprensible y colocarlo en un lugar donde el niño pueda verlo. Si tiene pocas habilidades de lectura, considere usar imágenes o símbolos para representar la actividad en lugar de palabras, y usar imágenes de la escuela o las comidas (desayuno, almuerzo y cena) como referencia del tiempo, en lugar de usar las horas. Sé que esto no siempre es práctico, pero he aprendido de los padres que este ejemplo es apenas una estrategia para manejar el entorno del niño. Hasta el momento en que el protocolo repare suficientemente el sistema de evaluación y respuesta a amenazas, y se detengan los episodios de ira al volante.

Por último, si los episodios de agresividad representan un peligro para el niño o para las personas que lo cuidan, el uso de medicamentos prescritos para controlar las conductas peligrosas está justificado. Estos medicamentos deben indicarse bajo la supervisión de un médico, y preferiblemente uno que entienda las respuestas cerebrales al aporte inadecuado de oxígeno, producto de la disfunción autonómica. Si el médico no está familiarizado, busque a alguien que lo esté u ofrezca al médico una copia de este libro.

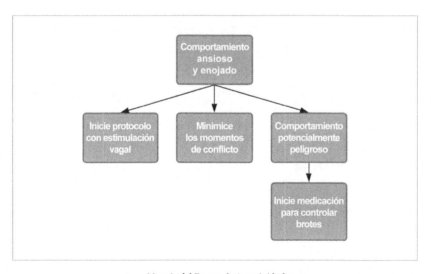

Manejo del Exceso de Agresividad

He tratado a niños y adultos jóvenes que originalmente tomaban uno o dos potentes antipsicóticos para controlar su comportamiento agresivo, quienes eventualmente fueron capaces de suspender dichos medicamentos después de seis a doce meses de iniciado el protocolo, sin presentar un aumento del comportamiento agresivo. El retiro gradual de cualquiera de estos medicamentos debe hacerse bajo la orientación del médico que los haya prescrito.

En ocasiones, estos niños y adultos jóvenes experimentarán un sentido de autoconciencia en aumento, cuando los episodios de "lucha o huida" y de "ira al volante" disminuyen. Algunos han preguntado a sus padres, "¿Qué me pasó?", "¿Cómo es posible que no recuerde la secundaria?" Otros negarán que dichos comportamientos ocurrieron, a pesar de ver evidencia que indique lo contrario.

Tenga en cuenta que el cerebro lesionado puede no haber sido capaz de crear recuerdos a partir de estos momentos. Este fenómeno es similar al que presenciamos en algunos de nuestros pacientes con Alzheimer, quienes recuperan su sentido de presencia y autoconciencia.

PARTE V

LA CIENCIA DETRÁS DEL PROTOCOLO NEMECHEK®

14

LAS BASES DEL AUTISMO - LA VERSIÓN DETALLADA

E ste capítulo explicará en mayor detalle algunos conceptos clave para que comprenda cómo llegamos a esta crisis sanitaria moderna, y por qué los componentes del Protocolo Nemechek® son eficaces al utilizarse juntos.

Desarrollo Normal del Cerebro

El Protocolo Nemechek® puede ayudar a mejorar muchos problemas propios de la infancia como el autismo, trastornos del desarrollo, ADD/ADHD y trastornos del estado de ánimo ya que estos comparten un origen similar relacionado al sobrecrecimiento de bacterias intestinales, y a múltiples mecanismos que promueven la inflamación.

Se requiere de un entorno saludable para que el cerebro se desarrolle completa y rápidamente, y para que un niño alcance el desarrollo neurológico, necesita poder podar neuronas, reparar lesiones cerebrales y formar redes neuronales.

Como ya fue explicado, un niño nace con aproximadamente cien mil millones de neuronas, que deben ser reducidas a cincuenta mil millones de neuronas. El exceso de neuronas brinda plasticidad de desarrollo, para que el cerebro adquiera una nuevas habilidades o capacidades. La mayoría del exceso de neuronas es podada dentro de los primeros cinco a seis años de vida. La incapacidad de podar las neuronas lo suficientemente rápido es una causa importante de problemas del desarrollo.

Si la falta de poda es leve y las neuronas simplemente no están siendo podadas lo suficientemente rápido, a menudo nos referimos a esto como retraso del desarrollo. Si el proceso de poda neuronal se ha atrasado gravemente o incluso se ha detenido por completo, el niño puede ser diagnosticado con un paro del desarrollo.

Una causa común de la alteración de la poda neuronal es el deterioro del funcionamiento de un glóbulo blanco especializado del sistema nervioso central, conocido como *microglía*.

La microglia es conocida como el "maestro jardinero", ya que uno de sus papeles principales es atender a las neuronas que se ramifican en todo el cerebro, como las ramas de las plantas en un jardín. La microglia tiene afinidad por las ramas neuronales, ya sea podándolas como ramas de un árbol o protegiéndolas y reparándolas.

La distribución inicial de las neuronas es aleatoria, ya que el cerebro del niño tiene que descubrir la conexión entre los movimientos corporales y la función cerebral. El proceso de desarrollo implica formar las vías que le permitirán a su hijo seguir su cara con la mirada o darse la vuelta en su cuna. Estos comportamientos ocurren solo cuando el cerebro del niño encuentra las neuronas que conectan el pensamiento (seguir la cara de la madre) con la acción (mover los ojos y la cabeza). La microglia identifica que estas vías neuronales son importantes y comienza a nutrirlas y protegerlas. Si otras neuronas no se utilizan de forma significativa, eventualmente serán eliminadas.

El proceso de podar las neuronas excedentes es necesario para que el cerebro sobreviva y evolucione. Las neuronas consumen grandes cantidades de energía. Es ineficiente para el cuerpo humano gastar energía en vías que no son importantes para la supervivencia. En el momento del nacimiento, el cerebro consume casi el 85% de todo el oxígeno y las calorías, pero para cuando una persona alcanza los dieciocho años de edad, ha sido "podado" a un órgano que solo consume el 20% de todo el oxígeno y las calorías disponibles. Desde un punto de vista evolutivo, este es un porcentaje de consumo energético mucho más manejable.

El proceso de poda neuronal continúa durante toda la vida del niño a medida que aprende a gatear, ponerse de pie, hablar, caminar, correr, leer, calcular y madurar hasta convertirse en un adulto joven. Cuando los niños corren, juegan y participan mentalmente en actividades desafiantes, el proceso de poda está tratando de refinar las vías neurológicas que hacen posible estas actividades. La microglia no solo recorta y mantiene la secuencia normal de maduración, sino que también ayudan a reparar las lesiones cerebrales que pueden ocurrir a partir de lesiones físicas comunes (conmoción cerebral y lesiones menores a conmociones), emocionales (intimidación, ausencia de un padre, miedo intenso, etc.), y traumas inflamatorios (cirugía, fracturas, vacunas).

Si el cerebro se está podando y reparando correctamente, entonces las conecciones de neuronas comenzarán a formarse a medida que el niño desarrolle nuevas habilidades, comportamientos sociales y capacidades para la vida. Estas conecciones de neuronas se conocen como redes neuronales. La formación de redes neuronales es lo que ocurre cuando uno aprende a tocar el piano (o cualquier otra habilidad compleja que aplique). La comprensión musical y la destreza para tocar comienzan lentamente, y lo hace a partir de la melodía más simple. Esto sucede porque una pequeña agrupación de neuronas está conectada en la red neuronal. La red neuronal se expandirá por participación colectiva ("crowd sourcing" en inglés) con cada vez más y más neuronas, a medida que aprendas a tocar partituras musicales más y más complejas. Es el creciente número de neuronas dentro de la red neuronal lo que permite a alguien tocar una partitura musical muy compleja como Chopin, en el piano.

El aprendizaje de las habilidades sociales necesarias para convertirse en un adulto maduro ocurre de manera similar. Poco a poco, con el tiempo, los niños aprenden a compartir, ser pacientes, seguir las reglas sociales que se esperan a nivel familiar y comunitario. Así como las habilidades requeridas para tocar Chopin requieren muchos años, el desarrollo de las redes neuronales para la socialización también requerirá muchos años.

Así que colectivamente, los niños deben ser capaces de podar neuronas, reparar neuronas y construir redes neuronales con el fin de desarrollarse con normalidad al nivel neurológico, y formar las complejas redes neuronales necesarias para funcionar en la sociedad. Lo que está sucediendo a nivel mundial ahora es que el sobrecrecimiento bacteriano dentro del intestino delgado puede interrumpir completamente el proceso de maduración neurológica.

Este no es un problema temporal. La función de la microglía puede alterarse de forma permanente y adversa por cinco eventos diferentes que conducen a una forma de microglia incapaz de podar y reparar las neuronas.

5 episodios que desencadenan microglía condicionada

- Conmociones cerebrales recurrentes
- Encefalitis (infección cerebral grave)
- Fugas de LSP por sobrecrecimiento bacteriano en el intestino delgado
- Inhalación crónica de micropartículas de gases de escape de diésel
- Exposición a altos niveles de citocinas proinflamatorias durante la gestación

El sobrecrecimiento bacteriano, también conocido como SIBO (sobrecrecimiento bacteriano del intestino delgado), y la concentración excesiva de bacterias supera la integridad del intestino delgado, y conduce a la fuga de lipopolisacáridos (LPS), un componente molecular de la superficie externa bacteriana, de aquellas bacterias que viven en el colon. La familia a la que perenecen estas bacterias liberadoras de LPS son las pertenecientes a los *bacilos gramnegativos*.

Un estudio en niños con sobrepeso y obesos, encontró que más del 70% tenía evidencia de SIBO. Esto es importante en lo que respecta al autismo, así como los trastornos del desarrollo porque el sobrecrecimiento de bacterias dentro del intestino delgado es el único proceso conocido que puede producir ácido propiónico, así como interrumpir el proceso normal de poda y reparación.

El Sobrecrecimiento Bacteriano Conduce a Problemas Neurológicos

El sobrecrecimiento bacteriano es una afección en la que las bacterias intestinales normales del individuo terminan colonizando el lugar equivocado. No son bacterias extrañas o "malas", estas son bacterias que normalmente deberían vivir en el colon, pero ahora están en la parte superior, o en el intestino delgado. Normalmente, las especies de bacterias que viven en el intestino delgado son diferentes de las que viven en el intestino grueso (también conocido como colon).

Como se explica brevemente en el capítulo 2, los dos tipos de bacterias dentro del intestino delgado y grueso son tan diferentes entre sí, que es más fácil pensar que un tipo son como aves (las que se encuentran normalmente en el intestino delgado) y el otro tipo son como peces (las que se encuentran normalmente en el colon).

Tener una variedad normal de especies bacterianas dentro de todo el tracto intestinal superior e inferior es posiblemente el factor más importante para prevenir el sobrecrecimiento bacteriano. Las propias bacterias participan activamente en el mantenimiento de su separación dentro del intestino. Estudios realizados en pacientes con sobrecrecimiento bacteriano recurrente por *clostridium difficile* demostraron que los individuos con los recuentos de especies más bajos, son los que tienen más probabilidades de sufrir sobrecrecimiento bacteriano recurrente. Esto es conocido como *baja biodiversidad* de la microbiota intestinal.

Otros dos factores importantes que contribuyen al sobrecrecimiento bacteriano incluyen la acidez inadecuada del intestino delgado, así como el mantenimiento de un nivel normal de tránsito intestinal, o motilidad del tracto intestinal. La alteración de la acidez intestinal por el uso de antiácidos potentes, y el enlentecimiento del tránsito intestinal puede ocurrir después de un trauma cerebral, medicamentos (anestésicos, medicamentos para el dolor), posterior a una cirugía intestinal o abdominal, o por ciertas condiciones médicas (insuficiencia renal, esclerodermia), estos todos son desencadenantes de sobrecrecimiento bacteriano intestinal, bien documentados.

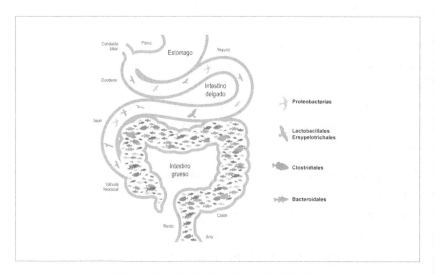

Bacterias Intestinales Normalmente Equilibradas

Existe una diferencia excepcionalmente grande en el número de bacterias que viven dentro del intestino delgado en comparación con el intestino grueso. Por cada bacteria individual "ave", en la porción superior del intestino delgado, normalmente hay cien millones de bacterias "peces" que viven en la porción más baja del colon; una enorme diferencia en las concentraciones bacterianas de 1:100,000,000.

El sobrecrecimiento bacteriano intestinal ocurre cuando una sola especie de bacterias tipo "*peces*" que normalmente viven en el intestino grueso, migra de forma ascendente hasta el intestino delgado, y una vez allí comienza a replicarse sin control entre las bacterias tipo "*aves*". Así como todos entienden que los peces no deben vivir donde viven las aves, las bacterias del intestino grueso no deben replicarse en el intestino delgado donde viven las bacterias tipo "aves".

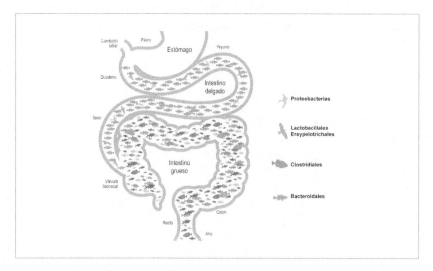

Sobrecrecimiento bacteriano del Intestino Delgado (SIBO)

Luego de que las bacterias "*peces*" hayan migrado al intestino delgado, no habrá otras bacterias suficientes para evitar que crezcan fuera de control. En número abrumador estas bacterias pondrán en jaque al diseño del intestino delgado y esta situación permitirá la fuga de moléculas en el tejido circundante en un proceso conocido como "*translocación bacteriana*" o "intestino permeable" para una denominación más informal. Es importante afirmar que a pesar de las creencias comunes, y por el contrario, no hay evidencia científica de que las levaduras, hongos (especies del género Cándida), ni parásitos causen "intestino permeable". La fuga de moléculas de los alimentos digeridos y las paredes celulares bacterianas puede desencadenar la liberación de una cantidad muy grande de citoquinas proinflamatorias. El estrés de estas citoquinas proinflamatorias alteran la función normal de las células en nuestro organismo.

La translocación bacteriana también puede desencadenar la liberación anormal de una amplia variedad de hormonas, histamina, ácidos grasos de cadena corta y toxinas potenciales. También pueden desencadenar, además reacciones anormales a alimentos comunes (tomates, plátanos, leche, cítricos, etc.), causar reacciones en la piel (psoriasis, rosácea, eczema, urticaria, erupciones cutáneas), y envía señales al cerebro que alteran potencialmente casi todos los aspectos de su función, el cuerpo y el desempeño celular.

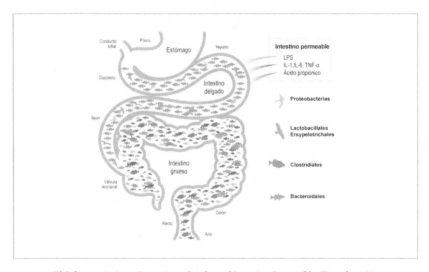

El Sobrecrecimiento Bacteriano Conduce al Intestino Permeable (Translocación Bacteriana)

Cuando la translocación bacteriana producto de el sobredesarrollo ocurre, fragmentos de la membrana celular de la bacteria llamada *lipopolisacárido* (LPS) se filtra en el torrente sanguíneo causando una liberación excepcionalmente grande de citoquinas proinflamatorias y puede alterar permanentemente la función de un glóbulo blanco especial dentro del cerebro conocido como *microglia*.

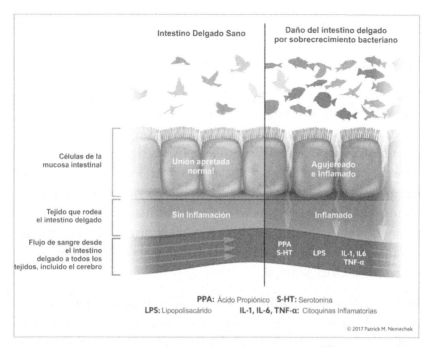

Inflamación del Intestino Permeable

La microglia alterada se la denomina "*microglia - M1 cebada*" y su función cambia de una célula útil, que poda las neuronas sanas y que repara las neuronas dañadas, en una célula inflamatoria permanente que impide el desarrollo normal, así como aumenta el daño de los traumas cerebrales comunes.

Si el cebado de LPS y la liberación de citoquinas proinflamatorias ocurre antes de los cinco o seis años, los niños experimentarán tanto problemas de desarrollo (retraso de hitos, problemas sensoriales, retraso motor, retraso intelectual), como problemas manifiestos asociados con una mala reparación de lesiones (constipación, hiperactividad, falta de concentración, ansiedad y agresión).

Si la fuga de LPS y la liberación de citoquinas proinflamatorias ocurre después de los 6 años, la poda del cerebro se habrá completado y, por lo tanto, no habrá evidencia de problemas de desarrollo. El cerebro todavía tendrá dificultades para reparar las lesiones y los niños pueden experimentar problemas de atención (TDA), dolores de cabeza recurrentes, mareos y desmayos (síncope), constipación, calambres abdominales, reflujo (ERGE), síndrome premenstrual (SPM) entre tantos ejemplos por citar.

Otros factores menos comunes capaces de desencadenar la microglía-M1 cebada incluyen una infección cerebral grave conocida como encefalitis (por gérmenes como Ébola, Dengue), una alta frecuencia de conmociones cerebrales (por ejemplo, las que suceden en jugadores de fútbol americano o hockey), exposición crónica a los gases del tubo de escape por diesel (por ejemplo,las que padecen quienes viven en los barrios marginales de ciudades altamente contaminadas como Beijing o Ciudad de México) y altos niveles de inflamación durante el embarazo en un menor (por ejemplo, si su madre es hospitalizada con shock séptico).

Lesiones comunes en la infancia como caídas insignificantes y golpes en la cabeza que todos los niños experimentan mientras gatean, caminan, juegan, interactúan con sus hermanos y exploran su entorno, tambien pueden ser responsables de injuria. Todos hemos sido testigo de una experiencia habitual de un niño llorando en la reunión familiar o en el parque porque se golpearon la cabeza mientras jugaban. Este es un tipo normal de lesión de la que los niños deberían recuperarse completamente de manera automática. Los niños lloraban por un rato, se consolaban, se calmaban, y entonces estaban bien. Ahora entendemos porqué estas simples lesiones en la cabeza causan daño cerebral menor que se reparará completamente si se cuenta con una microglia saludable.

En la actualidad, la misma lesión menor no se repara completamente debido a la presencia de las citoquinas proinflamatorias excesivas y una microglia M1 cebada en el contexto de un niño afectado a los efectos del sobrecrecimiento bacteriano. En lugar de recuperarse completamente, el niño queda con daño residual que crece con el tiempo evoluciona a un proceso conocido como "lesión cerebral acumulativa".

Cien Años de Daño Bacteriano Intestinal

En el útero, el tracto intestinal de un niño contiene poca o ninguna bacteria. Es solo después del nacimiento que el tracto intestinal de un niño se vuelve completamente colonizado por las bacterias que habitan el tracto intestinal de la madre. Los dos factores que son más importantes en la transmisión completa de las bacterias intestinales de la madre a su hijo son el parto vaginal y la lactancia materna.

Los estudios sugieren que los seres humanos estaban pasando con éxito la misma mezcla de bacterias intestinales de madre a hijo durante al menos tres millones de años. Los únicos individuos actuales con mezclas relativamente normales de bacterias intestinales consisten en unas pocas tribus muy primitivas (Yanomami, amerindios Guahibo, malauíes y cazadores-recolectores africanos) y se cree que la pérdida de bacterias intestinales comenzó alrededor del cambio del siglo pasado.

Desde el cambio del siglo pasado, cada generación materna secuencial tuvo su mezcla bacteriana intestinal dañada de maneras únicas, agravando la mezcla de bacterias previamente dañadas que recibieron de su madre al nacer. Al examinar las bacterias contenidas en los tractos intestinales de la realeza enterrada de Génova, Italia, muestras de heces de tumbas antiguas, así como humanos congelados de 1.000 años descubiertos en glaciares, los científicos han determinado que el bioma humano ha tenido la misma mezcla de especies bacterianas hasta alrededor de 1900. Desde este punto en adelante, parece que cada generación materna ha perdido potencialmente sus especies bacterianas debido a la exposición a pesticidas, antibióticos y otros productos químicos. El daño a nuestro microbioma intestinal probablemente se ha acelerado en los últimos 50 años a medida que se han desarrollado antibióticos más y más potentes comúnmente utilizados para infecciones banales e incluso en ocasiones innecesarias.

Por ejemplo, si un niño nace por cesárea y/o se alimenta con biberón, el microbioma de la madre no se transferirá completamente a su bebé y pueden ocurrir diferencias duraderas entre las bacterias intestinales del niño y la madre. Si la mezcla bacteriana de la madre ya está algo agotada antes del parto, la mezcla bacteriana del niño puede agotarse aún más si nace por cesárea o si solo se alimenta con biberón.

El problema bacteriano no es solo un problema madre-hijo. Ambos padres pueden contribuir a la probabilidad de sobrecrecimiento bacteriano y a su impacto potencial en la salud del niño. Qué bacterias pueden crecer en exceso en el intestino delgado, o lo que esas bacterias podrían hacer una vez que crecen en exceso, podría estar determinado por los genes aportados por el padre, así como la madre. Es una combinación compleja de la mezcla bacteriana de la madre y los genes de ambos padres, así como una multitud de eventos de la vida después del nacimiento (exposición a antibióticos, probióticos, dieta, productos químicos ambientales, lesiones, cirugía, conservantes de alimentos y otros factores desconocidos) que pueden resultar en una mezcla poco saludable de bacterias intestinales y el desarrollo de sobrecrecimiento bacteriano.

En la actualidad, la mayoría de los individuos tienen menos cantidad de lo normal de especies bacterianas intestinales después de nacer en comparación con las personas hace más de cien años. Esto se conoce como la disminución de la diversidad del microbioma. A medida que el número de especies únicas disminuye cada vez más con cada generación materna, las bacterias parecen tener menos capacidad para mantener la separación normal de las diferentes bacterias dentro del intestino delgado y grueso.

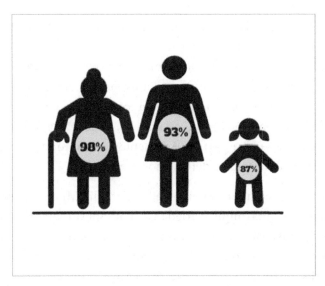

Disminución de la Diversidad del Microbioma Generacional

La disminución de la capacidad para mantener el equilibrio intestinal se agrava aún más cuando la función del tracto intestinal se altera aún más por trauma cerebral, infecciones intestinales, antibióticos, vacunas, antiácidos (inhibidores de la bomba de protones), probióticos, anestesia general, cirugía abdominal y otros procedimientos médicos.

El efecto colectivo de la baja biodiversidad y estos otros factores crea una mayor probabilidad de que niños y adultos desarrollen sobrecrecimiento bacteriano del intestino delgado (SIBO por sus siglas en inglés). Una vez que se produce el sobrecrecimiento, el intestino delgado es incapaz de soportar el estrés del aumento de la carga bacteriana. Las pequeñas moléculas de las paredes celulares bacterianas y las partículas de alimentos son capaces de filtrarse en el tejido circundante en un proceso conocido como translocación bacteriana o "intestino permeable"." La translocación bacteriana puede desencadenar una oleada de citoquinas proinflamatorias. El ochenta por ciento de todo el sistema inmunológico, incluidos los glóbulos blancos y los mastocitos, se encuentran en los tejidos que rodean inmediatamente el intestino delgado.

Además, las moléculas altamente inflamatorias como los LPS pueden escapar al torrente sanguíneo, entrar en el sistema nervioso central y alterar la función normal de la microglía dentro del cerebro. Como se discutió en este capítulo, la microglia es instrumental en el proceso de poda de neuronas en niños, así como la reparación de las neuronas tanto en niños como en adultos. Una vez expuestas a LPS, la microglia se vuelve permanentemente inflamatoria y su poda y reparación de neuronas se detiene por completo.

Sin embargo, el comportamiento de la microglia Mı cebada se puede normalizar con una amplia variedad de compuestos químicos experimentales y dispositivos. Este cambio en el comportamiento de la microglia se conoce como *cambio fenotípico*. El Protocolo Nemechek® ha sido diseñado para evitar que la microglia Mı cebada cause más daños. El uso de la estimulación del nervio vago, las altas concentraciones del ácido graso omega-3 DHA y el aceite de oliva virgen extra se han demostrado en modelos animales que causan que la microglia Mı cebada cambie su comportamiento a una microglia M2-antiinflamatoria y reparadora de tejidos. No todos los niños están destinados a desarrollar sobrecrecimiento bacteriano, incluso si tienen baja biodiversidad de sus bacterias intestinales. Si el sobrecrecimiento bacteriano nunca ocurre, su desarrollo neurológico y la recuperación de traumas cerebrales deben continuar normalmente.

Consejos sobre cómo ayudar a mantener un equilibrio saludable de bacterias es un niño por lo demás saludable se proporciona en el capítulo sobre la prevención.

La Microglia-M1 Cebada Magnifica las Lesiones Cerebrales

El comportamiento inflamatorio no regulado y permanente de la microglía-Mı Cebada magnifica el grado de daño causado por lesiones cerebrales comunes y evita que las células madre y otros mecanismos de reparación (neurotrofinas) reparen el daño que se habría recuperado completamente con la microglía de funcionamiento normal.

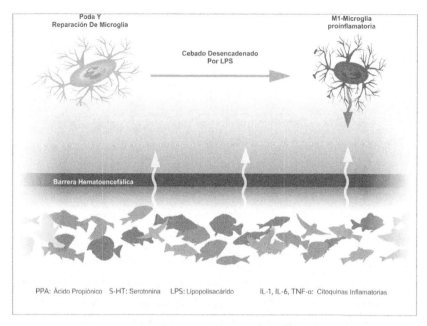

Activación de la Microglia Cebada

El deterioro de la microglia también puede ser responsable de la estructura anormal de la materia blanca dentro del cerebro que parece estar asociada con trastornos de la percepción sensorial.

El daño magnificado y la recuperación incompleta causada por la microglia M1 cebada son las características distintivas de un proceso patológico llamado lesión cerebral acumulativa o LCA (Lesión Cerebral Acumulativa).

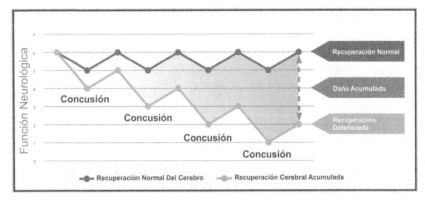

Lesión Cerebral Acumulada por Traumatismo Físico Cerebral.

La lesión cerebral acumulativa de la microglía-Mɪ cebada está ocurriendo de manera epidémica en toda la población y es la característica predominante detrás de los problemas bien publicitados de los jugadores de fútbol profesional que contraen encefalopatía traumática crónica (ETC).

La lesión cerebral acumulativa no solo se desarrolla a partir de lesiones físicas, sino que puede ocurrir a partir de un trauma emocional y la liberación de altos niveles de citoquinas proinflamatorias a partir de cirugías o fracturas de huesos grandes, así como de vacunas.

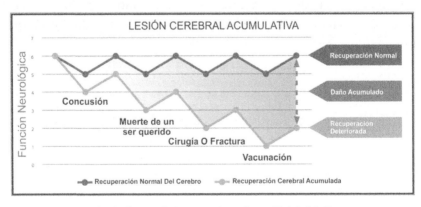

Lesión Cerebral Acumulativa provenientes de una Variedad de Traumas Cerebrales

Además de que la microglia M1 cebada no poda las neuronas correctamente y causa diversos grados de retraso en el desarrollo, el efecto acumulativo de la lesión cerebral de la microglia cebada también permite que las lesiones cerebrales pequeñas se acumulen sobre lesiones cerebrales no resueltas previamente.

La lesión cerebral acumulativa de la microglía -M1 cebada también es un factor sospechoso en el desarrollo del trastorno por déficit de atención/hiperactividad (TDA/TDAH), epilepsia, demencia de Alzheimer, enfermedad de Parkinson, depresión crónica, trastorno bipolar, esquizofrenia y trastorno de estrés postraumático.

Microglia Preparada ➡ Retraso En El Desarrollo + Lesión Cerebral Acumulativa

Cuando se produce un sobrecrecimiento bacteriano, ello desencadenará un retraso en el desarrollo que puede variar de leve a grave. Además del retraso en el desarrollo, el niño también puede acumular daño a través de la LCA en el sistema nervioso autónomo.

Un sistema nervioso autónomo disfuncional es responsable de muchos problemas comunes de la infancia, como constipación, Síndrome de Intestino Irritable, reflujo, TDA, TDAH, movimientos nerviosos, caminar con loa punta de los pies, dolores de cabeza, hambre persistente, así como la ansiedad.

El aumento de la inflamación liberada por la microglía-M1 cebada y el tracto intestinal tiene el potencial de reducir el umbral convulsivo y aumentar tanto la probabilidad como la frecuencia de las convulsiones epilépticas. Este efecto se observa a menudo en niños menores de un año de edad como convulsiones febriles, su forma más benigna. Una convulsión febril es un evento relativamente inofensivo en niños muy pequeños que dura menos de un minuto y ocurre cuando el niño tiene fiebre. Este es un evento "inesperado" en un niño sano. En esta situación, el niño desarrolla una respuesta inflamatoria y fiebre después de contraer una infección viral común. La inflamación entonces baja el umbral de la convulsión causando que el niño tenga un ataque repentino. Estas convulsiones no regresan a menos que la fiebre y la reacción inflamatoria vuelvan a ocurrir. Afortunadamente, los niños generalmente salen de este patrón en su primer cumpleaños una vez que su sistema nervioso madura más.

Aumento De La Inflamación	Mayor Probabilidad De Ataque

Una vez que se produce el sobrecrecimiento bacteriano en el niño, la cascada de fugas de LPS, el cebado de microglia, el fallo de la poda neuronal y el aumento de los niveles de citoquinas proinflamatorias ahora ha establecido el escenario para el retraso del desarrollo y la lesión cerebral acumulada, por lo que ahora todo lo que se necesita es un giro patológico más y se produce el autismo.

La característica que convierte a un niño con retraso en el desarrollo, TDA, dolores de cabeza y ansiedad en un niño que desarrolla autismo, es la sobreproducción de un ácido graso de cadena corta llamado ácido propiónico, por las bacterias del colon que ahora se están replicando fuera de control dentro del intestino delgado.

15

CAYENDO EN EL AUTISMO

El Efecto Sedante del Ácido Propiónico

E xisten distintas especies bacterianas dentro del intestino grueso que pueden potencialmente ascender hacia el intestino delgado, y comenzar a proliferar en exceso. Cuando el sobrecrecimiento bacteriano ocurre dentro del intestino delgado, es típicamente causado por una sola especie de bacterias.

Algunas bacterias son capaces de producir ácido propiónico, mientras que otras no lo son. Muchas de estas son bacterias productoras de ácido propiónico pertenecientes a la familia clostridium, y cuando se les da la oportunidad de crecer sin control dentro del intestino delgado, se produce una gran cantidad de ácido propiónico, que es absorbido hacia el torrente sanguíneo. Cuando los niveles de ácido propiónico aumentan en el torrente sanguíneo, los animales de laboratorio comienzan a presentar un comportamiento extraño, como si estuvieran intoxicados. El mismo efecto ocurrir en los niños cuando su tracto intestinal está colonizado con bacterias productoras de ácido propiónico. El efecto estuporoso, que asemeja al de algunas drogas, del ácido propiónico es la principal causa de la "pérdida de contacto visual y la conciencia " cuando el autismo es notado por primera vez.

Los niños pueden estar desarrollándose normalmente, y es solo después de que un evento (tratamiento con antibióticos, un procedimiento quirúrgico, un antiácido fuerte o vacunación) desencadena el sobrecrecimiento bacteriano a mano de una especie productora de ácido propiónico, que los padres notarán un cambio repentino en la conducta y el comportamiento de su hijo. El cambio repentino en el comportamiento del niño se debe a que están intoxicados con ácido propiónico. El término médico que describe esto es encefalopatía tóxica.

La transición hacia el autismo inicia cuando los niveles de producción de ácido propiónico son lo suficientemente elevados como para saturar el cerebro del niño y comenzar a alterar su comportamiento. El momento exacto en el que ocurre el aumento de ácido propiónico explica por qué muchos padres refieren que observaron el cambio de su hijo de un momento a otro, mientras que otros padres refieren que su hijo mostro signos de autismo y otras características del desarrollo desde el nacimiento. En otros casos, los padres refieren una lenta transición de varios meses hacia este estado "drogado".

Aunque un niño recién nacido a adquiere la combinación bacteriana intestinal de su madre al nacer, con frecuencia existen muchos otros factores involucrados en el desarrollo de autismo de un niño. Esos otros factores que influyen en la combinación bacteriana del niño podrían incluir anomalías genéticas, hospitalización en la unidad de cuidados intensivos neonatales (UCIN), el uso de antiácidos fuertes conocidos como inhibidores de la bomba de protones, anestesia general, procedimientos quirúrgicos para la reparación de un defecto en el corazón o de una estenosis pilórica, o la madre que requiera antibióticos intravenosos justo antes del parto.

El padre de un niño también puede contribuir al riesgo del niño de desarrollar autismo, al contribuir con determinados genes que podrían: (1) aumentar el riesgo de sobrecrecimiento bacteriano en general (2) favorecer el sobrecrecimiento de las bacterias productoras de ácido propiónico versus las bacterias no productoras de ácido propiónico, o (3) causar que la microglia sea más sensible a los efectos de cebado de los LPS, causando que sea más propensa a causar retraso en el desarrollo o lesión cerebral acumulativa con niveles bajos de sobrecrecimiento bacteriano y exposición a LPS.

Autismo = Madre (Produce sobrecrecimiento bacteriano
propiónico + genes)
+ Padre (genes)
+ Otros Eventos

La principal diferencia fisiopatológica entre un niño con problemas de desarrollo y TDA, en comparación con un niño con autismo, con problemas de desarrollo y además TDA, es la producción de grandes cantidades de ácido propiónico. Y la diferencia entre los ejemplos anteriores y un niño sin evidencia de autismo, retraso en el desarrollo o cualquier efecto de una lesión cerebral acumulativa (TDA, ansiedad o dolores de cabeza), es un tracto intestinal equilibrado normalmente.

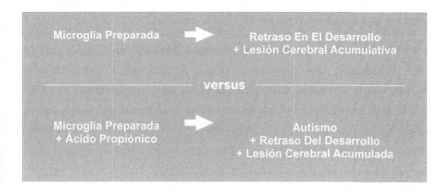

Una vez que el sobrecrecimiento bacteriano se revierte y los niveles de ácido propiónico disminuyen, los niños son liberados de la tóxica y estuporosa prisión de la que han sido prisioneros. Esto es lo que previamente llamé "el período del despertar". Durante este período de despertar, los niños presentarán mejoría en el contacto visual y se volverán más conscientes de su entorno. El despertar puede manifestarse como ser más observador de su entorno, más interactivo y más calmado. El período de despertar es más pronunciado en niños con autismo más pequeños, y a menudo no es tan evidente en adolescentes y adultos jóvenes autistas.

Por otro lado, algunos niños en el período de despertar demostrarán un mayor nivel de ansiedad, hiperactividad, agresión, hambre, sed e insomnio. Estos comportamientos aumentados y potencialmente perturbadores suelen ser la manifestación del deterioro neurológico subyacente, que anteriormente no era tan evidente debido a los poderosos efectos sedantes del ácido propiónico. Parecido a un potente sedante farmacéutico, una vez que los niveles de ácido propiónico se disipan, los comportamientos aberrantes serán evidentes.

Otra causa de comportamientos disruptivos en algunos niños es cuando se administran dosis excesivas de inulina para equilibrar el tracto intestinal. A medida que aumenta la dosis de inulina, el niño puede volverse más ansioso, hiperactivo, hambriento, sediento o agresivo. Su comportamiento cada vez más disruptivo asemeja a lo que se ve en adultos cuando la presión arterial cerebral es subóptima, fenómeno conocido como *hipoperfusión cerebral*.

En los adultos, la hipoperfusión cerebral a menudo es el resultado de una disfunción del sistema nervioso autónomo y comúnmente conduce a la ansiedad, falta de concentración, aumento del hambre y/o la sed, comportamientos de inquietud y el insomnio. Los adultos referirán que todos estos síntomas mejoran, si normalizan la presión arterial cerebral haciendo ejercicio, comiendo carbohidratos o sal, bebiendo líquidos o simplemente acostándose. Todos estos comportamientos aumentan el flujo sanguíneo cerebral.

Los niños que experimentan presión arterial baja reaccionan de la misma manera. Estarán constantemente hambrientos o sedientos, con frecuencia se acuestan en el sofá o en el piso, a veces se cuelgan con la cabeza en el borde de la cama, caminan en la punta de los pies y sienten la necesidad apremiante de mover los músculos, ya que son hiperactivos.

Su joven cerebro tiene una notable capacidad de comenzar a podar neuronas para que puedan ponerse al día en su desarrollo, así como reparar el daño acumulativo subyacente, producto de lesiones previas. Estudios posteriores a lesiones, muestran que el cerebro puede producir nuevas neuronas en el sitio de la lesión, así como hacer que las neuronas migren a diferentes áreas del cerebro donde sean requeridas.

Me gusta referirme al proceso de ponerse al día con el desarrollo y la reparación de las lesiones cerebrales subyacentes, como esperar a que el cabello crezca, es un proceso lento pero constante. Día a día se produce una recuperación imperceptible, pero antes de notarlo, se gana un nuevo comportamiento o se alcanza un hito. Estas nuevas habilidades y comportamientos mejorados irán variando, pero siempre continúan creciendo en frecuencia y complejidad.

De manera constante le recuerdo a los padres que la recuperación neurológica es un proceso lento y que deben ser pacientes. Las mejoras vistas con frecuencia con el Protocolo Nemechek® a menudo son impresionantes e incomparables, pero pueden tomar muchos meses e incluso años en alcanzar su totalidad.

Nos encontramos en un territorio completamente desconocido, porque lo que ha alcanzado esta recuperación ha demostrado que muchas teorías sobre la imposibilidad de la recuperación neurológica son completamente erradas.

En el futuro, considero que descubriremos que el sobrecrecimiento bacteriano es responsable de la producción de una variedad de otras sustancias tóxicas, distintas al ácido propiónico, que contribuyen a una amplia gama de síntomas específicos y enfermedades en niños y adultos.

Algunos ejemplos potenciales que he visto en mis pacientes, es la recuperación de la tartamudez, ansiedad intensa, insomnio, migrañas, dislexia, tics, síndrome de Tourette e hipo crónico, que empiezan a mejorar dentro de unas pocas semanas después de restaurar el equilibrio de las bacterias intestinales. Cada uno de estos trastornos podría ser desencadenado por una sustancia química inusual, producida por una cepa única de bacterias y el sobrecrecimiento de las mismas.

Inflamación y Anomalías Genéticas

Es obvio que el autismo y otros trastornos generalizados del desarrollo han aumentando en incidencia, y la amplia variedad de mutaciones genéticas en el 5-10% de los casos puede tener un impacto en las características de dichos trastornos. Mientras que algunos genes del autismo tienen un claro significado funcional (SHANKs, neuroliginas y neurexinas, síndrome del cromosoma x frágil, proteínas asociadas al retraso mental), muchos genes involucrados en el autismo no poseen un mecanismo de disfunción claro. La importancia clínica de estos genes no asociados aún no ha sido determinada.

Al hablar del impacto de la genética en cualquier trastorno en aumento, uno debe tratar de entender si estos genes son nuevos dentro del individuo afectado (como puede suceder por la exposición a la radiación, la exposición a drogas durante el embarazo o incluso después del nacimiento) o si los genes ya se encontraban de forma latente, en el padre quien los transmitió. La inflamación puede desempeñar un papel tanto en genes inactivos como en los activos. Altos niveles de citocinas proinflamatorias son capaces de activar genes que han estado latentes en generaciones anteriores, y de esta forma desencadenar enfermedades asociadas a dicho gen.

Alternativamente, las citoquinas proinflamatorias pueden suprimir los genes necesarios para mantenerse saludable, y así conducir a una condición médica.

La inflamación sistémica también deteriora la capacidad de las células madre y de las neuronas para madurar adecuadamente, y puede causar la replicación incorrecta del ADN ("errores" genéticos), especialmente cuando el niño se encuentra aún en desarrollo dentro útero. En el niño esto resultaría en el desarrollo de un gen celular anormal, que no fue transmitido por ninguno de sus padres.

Cual sea el escenario, es más que probable que las generaciones previas no tuvieran una prevalencia tan elevada de autismo como la actual, porque tenían combinaciones de bacterias intestinales más saludables y vivían en un ambiente que generaba mucha menos inflamación sistémica en sus cuerpos.

Antes del nacimiento, las citocinas inflamatorias son capaces de causar mutaciones o activar/suprimir genes preexistentes presentes en la madre y esto puede influir en el desarrollo o la activación del ADN celular del feto.

Causas de la inflamación crónica durante el embarazo

- Microglía del SNC (sistema nervioso central) condicionada por sobrecrecimiento bacteriano
- Ingesta deficiente de ácidos grasos omega-3 en la dieta
- Ingesta excesiva de ácidos grasos omega-6 en la dieta
- Daño al sistema nervioso autónomo y al reflejo inflamatorio vago
- Ingesta excesiva de ácidos grasos saturados
- Ingesta excesiva de carbohidratos procesados
- Ingesta de productos de glicación avanzada
- Exposición activa o pasiva al tabaco
- Trastornos autoinmunes
- Uso de probióticos

Esta es una extensa lista de fuentes de inflamación metabólica, pero los primeros cuatro son los factores más comunes que parecen afectar la salud de los pacientes que veo en mi consulta, tanto jóvenes como mayores.

La disminución de esas fuentes de inflamación tanto en los niños como en las madres embarazadas, puede cumplir con dos distintos propósitos en lo que respecta al desarrollo del autismo. En las madres embarazadas, una menor inflamación sistémica permitirá que las células madre neuronales se desarrollen correctamente y, por lo tanto, disminuirá la probabilidad de que se desencadenen trastornos vinculados a la genética. En los niños, una menor inflamación sistémica permitirá que la microglía y los mecanismos de reparación celular funcionen de manera más normal y efectiva, funcionando como apoyo para el proceso de poda neuronal natural, y un ritmo normal de desarrollo. La reducción significativa de la inflamación en el niño también pueden permitir que los genes no saludables sean apagados, lo que resulta en la pausa del daño al individuo, creando un estado de remisión de un trastorno genético.

16

EL ESPECTRO INFLAMATORIO-NEUROTÓXICO

Históricamente, cuando los científicos han tratado de entender ciertos comportamientos anormales en individuos, agruparán a los pacientes bajo determinado título basado en el comportamiento anormal observado por los investigadores. El enfoque que utilizan no es muy diferente de tratar de armar un rompecabezas de 1.000 piezas.

La mayoría de nosotros comenzará a organizar las piezas del rompecabezas de acuerdo a ciertas características, como un color particular, patrones o las piezas que abarquen los bordes del rompecabezas.

Esto nos ayuda a darle sentido a una amplia variedad de piezas, que parecen no estar relacionadas. Algunos ejemplos médicos del abordaje del rompecabezas, en el comportamiento emocional anormal son la depresión, la ansiedad, la esquizofrenia, la psicosis y los trastornos de la personalidad.

Otro grupo basado en las características observadas son los trastornos del desarrollo que afectan a los niños.

El Diagnóstico de los Trastornos del Desarrollo se Basa en los Comportamientos Observados

El rompecabezas del desarrollo consiste en trastornos observados del espectro autista (autismo, síndrome de Asperger o Trastorno Generalizado del Desarrollo -No Especificado de Otra Forma), trastornos generalizados del desarrollo (retrasos en el desarrollo de múltiples funciones básicas), trastornos específicos del desarrollo (retrasos en un área específica) y otros trastornos del neurodesarrollo como lesión cerebral traumática (TBI) y trastornos de déficit de atención (TDA, TDAH).

Este sistema funciona bien en el sentido de que una amplia variedad de investigaciones han demostrado que este enfoque de tratamiento, puede mejorar de forma específica algunos aspectos del trastorno del desarrollo más que otros. También sirve como base para ayudar a administrar de manera más eficiente la distribución de recursos de apoyo (terapeutas, atención médica, asistencia escolar, etc.)

El problema es que este enfoque organizacional observado no es útil cuando se trata de comprender la causa subyacente de dichos trastornos infantiles.

Un Proceso Patológico Común en Muchos Trastornos del Desarrollo

Los estudios están realizando un bosquejo de un proceso en el que la microglía (un glóbulo blanco) de funcionamiento anormal y los niveles elevados de citoquinas proinflamatorias dentro del sistema nervioso central, juegan un papel combinado en una amplia gama de trastornos neurológicos tanto en adultos como en niños.

En los adultos, la activación anormal de la microglía y las citocinas elevadas se asocian con el desarrollo de Alzheimer, enfermedad de Parkinson, esclerosis lateral amiotrófica (ELA), degeneración macular, epilepsia resistente al tratamiento, depresión crónica, esquizofrenia, trastorno de estrés postraumático, síndrome postconmocional, así como encefalopatía traumática crónica (CTE) en atletas.

En los niños, este mismo proceso patológico se asocia con un deterioro del desarrollo de la arquitectura fundamental del cerebro, la migración de neuronas y la poda sináptica, todo lo cual conduce a una variedad de alteraciones del desarrollo, junto con la recuperación incompleta de traumas cerebrales físicos, emocionales e inflamatorios, que resulta en lesiones cerebrales acumulativas.

De esta forma, para entender claramente cómo un abordaje, puede afectar positivamente tantas variantes aparentemente diferentes, de problemas del desarrollo infantil, el abordaje debe verse desde la vía común de activación de la microglía y las citocinas proinflamatorias.

Denomino este punto de vista como el espectro inflamatorio-neurotóxico de los trastornos del desarrollo.

El Espectro Inflamatorio-Neurotóxico de los Trastornos del Desarrollo

En lugar de ver los trastornos del desarrollo desde la perspectiva del comportamiento observado en el niño, se obtiene una imagen más clara de los trastornos al ver el proceso de la enfermedad desde un proceso patológico celular. La variedad de patrones de comportamiento anormales refleja la variedad de áreas cerebrales que no funcionan correctamente.

El concepto no es distinto a observar la variedad de formas en la que un accidente cerebrovascular puede afectar a un adulto. Algunos adultos que hayan sufrido un accidente cerebrovascular pueden tener parálisis tanto del brazo derecho como de la pierna, otros pueden tener debilidad en el brazo izquierdo y son incapaces de hablar o tragar, mientras que otros simplemente pueden comenzar a manifestar demencia sin ninguna limitación motora o sensorial en sus extremidades.

Cada uno de estos patrones de alteración de la función neurológica, representa un área diferente del cerebro que se ve afectada por un proceso patológico similar. Lo mismo se aplica a los niños con trastornos del desarrollo.

La amplia variación de las dificultades del habla, dificultades sensoriales, motoras, cognitivas y emocionales que un niño puede experimentar simplemente representa la suma de diferentes áreas de su cerebro que no funcionan correctamente.

La disfunción cerebral crónica en niños con trastornos del desarrollo ocurre principalmente a través de tres distintos procesos patológicos, que son:

- Trauma cerebral no reparado que resulta en lesiones cerebrales acumulativas
- Poda neuronal lenta o anormal que resulta en retraso del desarrollo
- Producción que alcanza niveles tóxicos por ácido propiónico, resultando en encefalopatía tóxica

El grado o extensión del retraso en el desarrollo y la lesión cerebral acumulativa se magnifican con el aumento de los niveles de citocinas proinflamatorias en el sistema nervioso central y sistémico, procedentes de una variedad de fuentes; siendo el sobrecrecimiento bacteriano del intestino delgado que más representativo.

El sobrecrecimiento bacteriano también contribuye a la producción de ácido propiónico, capaz de ejercer un efecto tóxico sobre la función cerebral de una forma parecida a la de algunos sedantes como Valium® (diazepam), o un alucinógeno como el LSD (dietilamida de ácido lisérgico).

La Evolución en Función del Tiempo Sobrecrecimiento Bacteriano Determina si la Lesión Cerebral Acumulativa Ocurre Con o Sin Retraso del Desarrollo

Un determinante importante en si el sobrecrecimiento bacteriano de un paciente resulta en síntomas simples de lesión cerebral acumulativa como lo es el estreñimiento, o falta de concentración o resultados en retraso del desarrollo con posible autismo depende de dos factores: la edad en la que aparece por primera vez el sobrecrecimiento bacteriano y si las bacterias que crecen de forma excesiva en el intestino delgado son o no productoras de ácido propiónico.

Dado que la mayoría de la poda neuronal es completada cuando los niños alcanzan los cinco o seis años de edad, el desarrollo de sobrecrecimiento bacteriano antes o después de esta edad resulta en diferencias significativas. Si un niño tiene un equilibrio bacteriano intestinal normal durante los primeros ocho años de vida, su microglía estará funcionando normalmente y podrá podar y reparar correctamente su sistema nervioso evitando cualquier problema de desarrollo o lesión cerebral acumulativa.

Pero si un niño desarrolla sobrecrecimiento bacteriano a la edad de ocho años, todavía no tendrá ningún problema de desarrollo, pero a partir de ahora, tendrá dificultades para recuperarse de traumas y en los años siguientes, el niño podría desarrollar TDA, ansiedad y estreñimiento en aumento. Todos los signos de lesión cerebral acumulativa.

Si el mismo niño desarrolla sobrecrecimiento bacteriano a la edad de ocho meses en lugar de ocho años, tanto la poda normal como los procesos normales de reparación cerebral se verán afectados. El niño desarrollará problemas neurológicos compatibles tanto con retraso en el desarrollo, como con lesiones cerebrales acumulativas.

En este punto, el niño puede sufrir un deterioro por retraso en el desarrollo y lesión cerebral acumulativa, pero estos dos factores de manera independiente, no son suficientes para causar autismo. Las características únicas que posee el autismo, requieren además que las bacterias también produzcan grandes cantidades de ácido propiónico.

De las especies individuales de bacterias involucradas en el sobrecrecimiento bacteriano en el intestino delgado, algunas son productoras de ácido propiónico y otras no. Si son productoras de ácido propiónico, tendrá como resultado autismo con retraso del desarrollo subyacente y lesión cerebral acumulativa. Si no son productoras de ácido propiónico, el paciente solo sufrirá retraso del desarrollo y lesiones cerebrales acumulativas, pero no será diagnosticado con autismo.

Se puede ver que puede haber tres desenlaces muy diferentes solo en función del momento en que se produce el sobrecrecimiento bacteriano, y si las bacterias producen o no grandes cantidades de ácido propiónico.

Tratamiento Dirigido al Autismo y los Trastornos del Desarrollo

Ver los trastornos del desarrollo de la infancia a través del lente de la inflamación y la toxicidad producida por el ácido propiónico, ayuda a explicar cómo un régimen de tratamiento tan simple como el Protocolo Nemechek® puede afectar distintos trastornos aparentemente diferentes.

El hecho es que el proceso subyacente principal que desencadena la mayoría de estos trastornos es el mismo: el sobrecrecimiento bacteriano del intestino delgado. Los trastornos infantiles difieren solo con respecto a la edad en la que se produce el sobrecrecimiento bacteriano, qué área del cerebro no se poda o repara correctamente, y si las bacterias involucradas en el sobrecrecimiento producen ácido propiónico en exceso.

Mi modelo para el autismo se entiende mejor como un modelo teórico, que se basa en una amplia variedad de investigaciones realizadas en animales y humanos. La "prueba" de que este modelo es adecuado en gran parte es que usarlo como guía para el tratamiento muestra ser altamente efectivo. Para afirmaciones definitivas, se necesitan grandes estudios, pero actualmente nadie está considerando un ensayo de este tipo, especialmente para algo tan económico y accesible como es el aceite de pescado, el aceite de oliva y la inulina (o rifaximina).

Algo es seguro: mi sencillo abordaje a la inflamación y la supresión del ácido propiónico, está teniendo un efecto positivo sin precedentes en muchos niños y adultos de todo el mundo.

17

ENTENDIENDO CÓMO FUNCIONA EL PROTOCOLO EN 3 PASOS

Paso Uno: Reequilibrar el Tracto Intestinal

Dado que el retraso del desarrollo y la lesión cerebral acumulativa son impulsados por la excesiva producción de citoquinas proinflamatorias, y el principal factor fisiopatológico del autismo es la producción de ácido propiónico por sobrecrecimiento bacteriano, establecer un control sobre dicho sobrecrecimiento es el paso más crítico del Protocolo Nemechek.

Algunos niños y adultos con sobrecrecimiento bacteriano intestinal mostrarán signos o síntomas relacionados al mismo. Los síntomas comunes de sobrecrecimiento bacteriano incluyen reflujo o acidez estomacal, intolerancia alimentaria específica (tomates, especias, cítricos, café, chocolate, etc.), heces líquidas o urgentes, ansiedad o eccema.

No es inusual que un niño o un adulto con sobrecrecimiento bacteriano no tenga ningún síntoma intestinal en particular. Aproximadamente el 20-30 % de los adultos con sobrecrecimiento bacteriano intestinal no presentan síntomas intestinales evidentes.

Aunque puede no haber síntomas intestinales notables, el sobrecrecimiento bacteriano todavía es capaz de producir niveles tóxicos de ácido propiónico y prevenir la poda neuronal y la reparación de lesiones cerebrales, por medio de altos niveles de inflamación cerebral y la función anormal de la microglía. Por estas razones, considero que todos los niños con cualquier espectro de autismo, o con problemas de desarrollo necesitan tratamiento para tratar el sobrecrecimiento bacteriano del intestino delgado.

Método Preferido para Equilibrar las Bacterias Intestinales en los Niños Más Pequeños:

Suplementación Con Fibra Prebiótica de Inulina
1/8 -1/2 cucharadita de inulina en polvo, 1 vez al día

La inulina es una fibra prebiótica de venta libre (OTC por sus siglas en inglés) que proviene de una variedad de fuentes vegetales naturales. La inulina derivada del agave, la raíz de achicoria y la alcachofa de Jerusalén son todas formas aceptables de inulina. El polvo prebiótico de inulina es barato y es comercializada por una variedad de fabricantes.

Si el niño es menor de ocho años de edad, siempre empiezo con inulina para equilibrar las bacterias intestinales. Si el niño tiene entre ocho y catorce años, empiezo con inulina o rifaximina.

Recomiendo dar a mis pacientes entre 1/8 a 1/2 cucharadita de polvo de inulina, una vez al día. En mi experiencia, algunos niños pueden atravesar algunas fluctuaciones del comportamiento, o de la función intestinal durante una semana o dos posteriores al inicio de la fibra de inulina.

Más allá de la dosis de 1/2 cucharaditas al día, es raro ver cualquier mejora adicional en los síntomas, y dosis más elevadas podrían potencialmente aumentar la hiperactividad, el hambre, la sed, la ansiedad o la agresividad; además podría causar molestias por exceso de gases, calambres o distensión abdominal.

El polvo de inulina es inodoro y tiene un sabor ligeramente dulce. El polvo de inulina se puede tomar con o sin alimentos y se puede mezclar con líquidos y sólidos, calientes o fríos. La inulina es la única fibra prebiótica que uso con mis pacientes.

A lo largo de los años he probado distintas fibras prebióticas en mi consulta, pero ninguna de ellas redujo el sobrecrecimiento bacteriano lo suficiente como para permitir la recuperación cerebral en los niños, e incluso algunas fibras como la goma guar pueden causar peligrosas obstrucciones intestinales.

La inulina aumenta la acidez del intestino delgado, resultando en la supresión del crecimiento de las bacterias colónicas encontradas en el mismo. Cuando se suprime el crecimiento de las bacterias del colon, la producción de ácido propiónico se reduce drásticamente.

El ácido propiónico es un compuesto químico que nuestros cuerpos producen naturalmente, por lo que no es algo que podamos detener por completo, sino que es algo que se puede reducir al controlar el sobrecrecimiento bacteriano. El ácido propiónico se utiliza a veces como aditivo en los alimentos, pero estas cantidades son tan pequeñas que no considero que sea necesario evitarlas.

Las *fibras prebióticas* son muy diferentes de las *bacterias probióticas*. La inulina *no* es un probiótico y la inulina *no* debe ser administrada con estos. Todos mis pacientes tienen instrucciones específicas de suspender inmediatamente el uso de todos los probióticos antes de iniciar el Protocolo Nemechek®.

En un capítulo anterior, expliqué cómo las bacterias en el intestino delgado son tan diferentes de las bacterias que viven en el colon, que uno denominar a un tipo de ellas como aves (bacterias del intestino delgado) y el otro tipo como peces (bacterias del colon).

Utilizo la ilustración de aves y peces como explicación del fenómeno denominado SIBO, entonces la fibra de inulina se considera mejor como alimento para la bacteria "ave" saludable dentro del intestino delgado: la inulina alimenta a las aves (las bacterias beneficiosas que deberían estar allí) pero no alimenta a los peces (las bacterias invasoras). El polvo de inulina también viene en forma de gomitas masticables. En mi experiencia, una a dos gomitas de inulina al día son suficientes para equilibrar el tracto intestinal en niños pequeños.

Sin embargo, algunos niños parecen reaccionar negativamente a los colorantes u otros ingredientes presentes en las gomitas, por lo que si el paciente parece tener una reacción, solicito que se les administre polvo de inulina pura de las marcas recomendadas.

Después de iniciar al niño en el uso de inulina diaria, aceite de pescado y aceite de oliva, los padres a menudo preguntan cómo sabrán si esta es la cantidad correcta de inulina y aceite de pescado para su hijo pequeño. El primer objetivo del tratamiento es determinar si la inulina es eficaz para revertir el sobrecrecimiento bacteriano, o si será necesario el uso de rifaximina.

Determinar si la Inulina es Eficaz

La reversión del sobrecrecimiento bacteriano con inulina conducirá a una disminución del ácido propiónico y a menudo resulta en lo que denomino como el *despertar*, especialmente en pacientes más jóvenes. El despertar se produce dentro de las primeras 1-2 semanas y se manifiesta en los niños con un mayor contacto visual, estado de alerta, participación, y posiblemente incluso más autoestímulo o insomnio.

Una vez que se produce el despertar, la dosis de inulina utilizada es la adecuada porque la mejora repentina en el comportamiento del niño es evidencia de que las bacterias han sido suprimidas. No es necesario aumentar la dosis de inulina si se produce el despertar.

Si la dosis de inulina se aumenta muy, muy lentamente o los niños son mayores, sus comportamientos hacia el despertar cambian tan lentamente que no son notables, a pesar de la supresión del ácido propiónico.

Las mejoras en el desarrollo neurológico comenzarán a ocurrir a un ritmo mayor en los siguientes tres a seis meses. Si no existe una mejoría significativa después de tres meses, entonces el niño está experimentando un fallo de la inulina y necesitará ser tratado con rifaximina.

Puntos destacados y preguntas frecuentes:

¿Qué tipo de inulina prefiero? Prefiero el polvo puro de inulina para tratar a los niños (la inulina no es muy efectiva para controlar el sobrecrecimiento bacteriano en adolescentes y adultos mayores). Al comprar inulina en polvo, recomiendo comprar *Nemechek Blue Organic Inulin* o la *Inulina de NOW Foods*. En mi experiencia, muchas otras marcas son bastante menos efectivas que Nemechek Blue o la marca NOW Foods. En el apéndice aparece una lista de las marcas aprobadas por Nemechek.

¿Cuándo mis pacientes podrían responder por primera vez al tratamiento? Dependiendo de la cantidad de retraso subyacente en el desarrollo del niño, los niños pueden comenzar a tener contacto visual, ser más conscientes de su entorno, permitir mayor contacto físico o comunicarse y hablar más, en un periodo de unos pocos días o semanas.

¿A que ritmo podría ocurrir la recuperación?

Algunos estudios indican que el retraso en el desarrollo se recupera aproximadamente a una tasa de dos a tres meses, por cada mes del calendario en que disminuye la inflamación cerebral. Algunos niños pueden recuperarse rápidamente, mientras que otros niños tardan considerablemente más tiempo. No importa la edad del niño, el factor más importante a considerar es si el protocolo ha aumentado la tasa de mejora, en comparación con el ritmo de mejoras previo al protocolo.

¿Por cuánto tiempo necesitan mis pacientes estar en tratamiento con inulina y con el resto del Protocolo Nemechek®? El control del ácido propiónico y la recuperación cerebral son procesos a largo plazo y

cada aspecto del protocolo (equilibrio intestinal, aceite de oliva y aceite de pescado) se maneja en diferentes líneas de tiempo. Dado que todavía no entendemos cómo prevenir completamente el sobrecrecimiento bacteriano, existirá la necesidad continua de mantener el equilibrio intestinal y revertir el sobrecrecimiento en caso de que ocurra.

La deficiencia de ácidos grasos omega-3 y el exceso de ácidos grasos omega-6 presente en los alimentos, hacen que la suplementación regular con ácidos grasos omega-3 de aceite de pescado (actualmente) y aceite de oliva sea un requisito a largo plazo.

¿He visto cambios en los síntomas intestinales después de iniciar la inulina?

A veces, el estreñimiento o la distensión de un paciente parecen empeorar después de comenzar con la inulina. El estreñimiento, la acidez estomacal y la inflamación son signos de la disfunción autonómica subyacente propia del paciente, y no una consecuencia directa de la inulina. Estos solo parecen "empeorar" porque la inulina mejora las heces acuosas o frecuentes asociadas al sobrecrecimiento bacteriano, y permite que el estreñimiento subyacente o la distensión sea más evidente.

El estreñimiento y la distensión eventualmente desaparecerán, conforme el Protocolo Nemechek® continúe mejorando la función autonómica. Si el niño se siente incómodo o experimenta dolor por el estreñimiento, a menudo recomiendo un suplemento enzimático, no digestivo, libre de fibra, como el magnesio (leche de magnesia) o MiraLAX®.

Si el niño no evacúa a diario, pero se siente cómodo y sin dolor, recomiendo usar estos productos solo según sea necesario y no simplemente para generar una evacuación diaria.

¿Qué pasa si la inulina empeora la autoestimulación?

Si parece haber autoestimulación excesiva después de comenzar la inulina, recomendaré disminuir la dosis de inulina a 1/8-1/4 de cucharadita por día y ver si las cosas mejoran. A veces puede tomar una semana o dos antes de que la reducción de la dosis resulte en mejores comportamientos.

¿Qué pasa si el niño sufre cólicos dolorosos o presenta mucosidad en las heces?

Si el niño está experimentando cólicos o mucosidad en las heces, me cercioro que los padres suspendan el uso de probióticos, enzimas digestivas o suplementos. Si estos suplementos adicionales no están siendo utilizados, recomiendo suspender la inulina durante una semana y luego reiniciarla a una dosis más baja. Si los síntomas aún persisten, recomiendo una evaluación por parte del pediatra del niño.

¿Qué pasa si el niño no tolera la inulina?

Si un niño no puede tolerar la inulina, entonces recomiendo el uso de un curso de rifaximina prescrita para equilibrar el tracto intestinal.

¿Qué pasa con los otros productos para tratar el sobrecrecimiento bacteriano?

La inulina es la única fibra que uso para reequilibrar o reestablecer el sobrecrecimiento bacteriano. No uso ni recomiendo el uso de otras fibras, probióticos, vitaminas, minerales, hierbas o enzimas para tratar el sobrecrecimiento bacteriano en mis pacientes. Tampoco es necesario usar suplementos para revertir el intestino permeable, ya que se reparará espontáneamente a las pocas semanas de iniciar la inulina (o el tratamiento con rifaximina)

¿Es útil realizar pruebas para diagnosticar el sobrecrecimiento bacteriano, para detectar el ácido propiónico o saber los tipos de bacterias en las heces?

No. Aunque parezca intrigante, la ciencia médica no está cerca de entender cómo hacer estas pruebas con precisión, ni entendemos los resultados de tal manera que podamos usar los resultados para mejorar la respuesta al tratamiento en el niño.

. . .

Advertencia:

Mis pacientes no toman probióticos durante o después del uso de inulina. La razón es que una vez que las bacterias intestinales se reequilibran y las aves y los peces se han establecido nuevamente en sus respectivos entornos, lo último que quiero hacer es introducir una bacteria extraña (podriamos llamarlas *lagartos*) para que las aves tengan que lidiar con ellos. Cada vez existe más evidencia de que la administración indiscriminada de probióticos puede empeorar la combinación general de bacterias intestinales.

Método Preferido para Equilibrar las Bacterias Intestinales en Niños Mayores y Adultos:

Antibióticos No-Absorbibles
Rifaximina 550 mg dos veces al día durante 10 días.

A medida que los niños crecen, la inulina es cada vez menos eficaz para manejar el equilibrio de las bacterias intestinales. A la edad de veinte años, nunca he visto que la inulina sea lo suficientemente efectiva como para ayudar la recuperación cerebral.

Si el niño tiene entre ocho y catorce años, puedo comenzar con inulina o rifaximina, pero si el niño tiene quince años o más, recomiendo comenzar con rifaximina debido a la baja probabilidad de que la inulina sea efectiva.

A medida que los niños crecen, la inulina se vuelve cada vez menos eficaz para manejar el sobrecrecimiento bacteriano. Creo que esto es debido la maduración natural de las bacterias intestinales a medida que los niños maduran hacia la edad adulta. No solo estamos tratando de suprimir las "bacterias intestinales" como una entidad individual, sino que necesitamos suprimir y equilibrar más de mil especies distintas dentro del intestino grueso, todas las cuales tienen sus propias características únicas.

Las especies de bacterias que tienden a reproducirse en el intestino delgado de un niño más pequeño (llamémoslas *especies A*) podrían ser más sensibles a los efectos prebióticos de la inulina. Como resultado, la inulina es más efectiva en niños más pequeños.

A medida que las bacterias intestinales del niño maduran naturalmente con la edad, las especies que son menos sensibles a los efectos de la inulina (llamemos a estas *especies B*) podrían ser más propensas a causar sobrecrecimiento y hacer que la inulina parezca perder su eficacia al equilibrar las bacterias intestinales.

Si la fibra de inulina pierde su eficacia con el tiempo, o los efectos secundarios (hiperactividad, ansiedad, agresión) son intolerables, recomiendo el uso de rifaximina (bajo el nombre comercial de Xifaxan® en los EE.UU.) 550 mg dos veces al día durante 10 días, para reducir el exceso de bacterias colónicas en el intestino delgado de mis pacientes.

Características de seguridad de la rifaximina

- No se absorbe en el torrente sanguíneo
- Los efectos secundarios son muy poco frecuentes
- No daña el microbioma intestinal
- Las bacterias no pueden volverse resistentes a la rifaximina

La rifaximina eliminará la presencia anormal de cualquier bacteria colónica (tanto especie A como especie B) que haya sobrecrecido dentro del intestino delgado, sin afectar el resto de las bacterias del colon. Este es un medicamento prescrito, que debe ser indicado y supervisado por un médico. Este tratamiento farmacéutico puede necesitar ser repetido periódicamente pues las recaídas del sobrecrecimiento bacteriano pueden ocurrir con frecuencia.

Inicio de la Recuperación

Es importante entender que el tratamiento con inulina o rifaximina sola no reparará el cerebro de un niño, y que la reversión del sobrecrecimiento no controlará la microglia cebada M1 y la recuperación será limitada. Además de contribuir con una cantidad poco saludable de estrés inflamatorio dentro del cerebro, el sobrecrecimiento bacteriano también desencadena la formación de microglia cebada M1 que inhibe la poda, la migración y la reparación neuronal.

La suplementación con aceite de pescado y aceite de oliva y, posiblemente, el uso de estimulación del nervio vago (VNS) puede ser necesaria para regular la inflamación y superar los efectos negativos de la microglia cebada M1.

También es importante mencionar que el TMF (transplante de materia fecal) no tiene efecto directo sobre el crecimiento bacteriano del intestino delgado ni sobre la microglia cebada M1. Como tal, el TMF previsiblemente tendrá un efecto mínimo en la restauración de la poda neuronal, la migración neuronal y la reparación celular. No recomiendo TMF a mis pacientes pediátricos.

Las características fisiopatológicas clave del autismo involucran tanto la inflamación cerebral como el sobrecrecimiento intestinal, y se requiere de un esfuerzo constante para controlar ambos a largo plazo. El poder del protocolo está en su impacto colectivo, en la reducción de la inflamación cerebral.

Aparte de aumentar las dosis de aceite de pescado y aceite de oliva a medida que el niño crece, alterar o reducir las dosis de los componentes individuales que forman parte del protocolo, a menudo conduce a confusiones, e incluso puede reducir la eficacia del protocolo si se cometen errores.

Evaluación de la Eficacia

Después de completar el curso de 10 días de rifaximina y comenzar el aceite de pescado y el aceite de oliva, los padres se preguntarán cómo determinan si las dosis son las adecuadas para su hijo. Son dos las cosas que busco al evaluar la eficacia del tratamiento.

Primero, la reversión del sobrecrecimiento bacteriano con un curso (de 10 días) de rifaximina conducirá a una disminución del ácido propiónico y, a menudo, al período de despertar. Este es un período en el que el niño se vuelve más consciente, tiene más contacto visual, más alerta, mayor participación, pero posiblemente puede tener más signos de autoestimulación o insomnio.

Como he dicho antes, cuanto mayor sea el niño, menos probable será que los padres noten un despertar. Esto podría deberse a que las bacterias responsables del sobrecrecimiento en niños mayores, tienden a no producir ácido propiónico en exceso, o aquellas especies que sí producen ácido propiónico ya han sido suprimidas con restricciones dietéticas.

En segundo lugar, si la combinación de bacterias intestinales se ha reequilibrado y se están administrando las cantidades adecuadas de aceite de pescado y aceite de oliva, debería haber un aumento notable en el rendimiento neurológico en los próximos meses.

Si no hay una mejora significativa después de 2-3 meses, entonces concluyo que las bacterias intestinales están recidivando rápidamente y se necesita una dosis más frecuente de rifaximina.

Monitoreo

El sobrecrecimiento bacteriano del intestino delgado solo a veces es detectable por medio de un cultivo bacteriano cuantitativo o un análisis de PCR de aspiración de fluido de intestino delgado, o por el metabolismo anormal de azúcares con una prueba de aliento de hidrógeno y/o metano. El tratamiento con rifaximina a menudo resulta en la reversión de los hallazgos en estas pruebas.

Desde un punto de vista práctico, estas pruebas no son útiles y no recomiendo a mis pacientes que se las realicen. El cultivo cuantitativo y el análisis de PCR requieren un procedimiento endoscópico complicado cada vez que se necesita una muestra. La prueba de aliento tiene tantas variables que afectan su precisión, que los resultados a menudo son más una fuente de confusión, que una fuente de claridad.

Dejé de usar la prueba de aliento hace mucho tiempo con mis pacientes, ya que algunos mejoraban después de tratarse con rifaximina a pesar de tener una prueba de aliento inicial, negativa para sobrecrecimiento bacteriano.

En lugar de estas pruebas, hago notas muy precisas sobre las mejoras clínicas intestinales, psiquiátricas, musculoesqueléticas y neurológicas que experimentan mis pacientes dentro del primer mes después del tratamiento con inulina o rifaximina. Este conjunto colectivo de síntomas es a lo que denominé, como la *huella del SIBO*.

Luego uso estos cambios en los síntomas para verificar si hay recaídas de sobrecrecimiento bacteriano, porque una recaída a menudo resultará en el regreso de muchos de los mismos síntomas que se resolvieron originalmente con inulina o rifaximina.

Desafortunadamente, muchos niños a menudo no pueden comunicarse con suficiente claridad para ayudarnos a decodificar lo que pueden estar experimentando. Y a menudo es difícil para los padres medir cualquier cambio inmediato por medio de la observación y el enfoque de la *huella del SIBO*, se vuelve menos útil.

Debido a este desafío, uso el razonamiento deductivo para ayudarme a decidir si las bacterias del intestino se han equilibrado con éxito. He aprendido que si la inulina o la rifaximina han tenido éxito, las mejoras notables del desarrollo se harán evidentes dentro de cuatro a ocho semanas.

Si esto no ocurre especialmente al tercer mes, entonces puedo concluir razonablemente que la inulina ha fallado, o que el niño ha recaído rápidamente después de terminar la rifaximina.

Puntos destacados y preguntas frecuentes:

El uso continuado de inulina después del tratamiento con la rifaximina, a veces se usa si los síntomas intestinales como la diarrea, urgencia por evacuar después de las comidas o intolerancia a los alimentos todavía están presentes. Si la inulina no hace ninguna diferencia significativa en estas situaciones, dejo de usarla en mis pacientes.

La rifaximina es un medicamento prescrito y solo debe ser administrado y supervisado por un médico.

Nunca añado probióticos al programa de tratamiento de mi paciente, después de reequilibrar el sobrecrecimiento intestinal con rifaximina, porque la adición de probióticos puede empeorar las cosas fácilmente, incluso si el probiótico parecía ayudar antes del uso de rifaximina. He visto que la adición de cepas foráneas de bacterias (probióticos) aumenta la inflamación de los pacientes, el distress intestinal, la depresión y otros síntomas psicológicos.

Efectos secundarios de la rifaximina

- Gases
- Dolor de cabeza
- Náuseas
- Calambres abdominales
- Sangre o mucosa en las heces
- Intenso deseo de defecar
- Doloroso e infructuoso esfuerzo por defecar u orinar

Con la excepción del uso de inulina para el manejo de la diarrea continua, etc., el uso continuo de fibras prebióticas como inulina, probióticos o enzimas digestivas después de tomar rifaximina se desaconseja fuertemente porque pueden causar un empeoramiento de los síntomas una vez logrado el reequilibrio bacteriano intestinal.

Paso Dos: Reducción de la Inflamación Cerebral

En el capítulo anterior, expliqué cómo las citocinas liberadas producto de la translocación bacteriana se reducen con el reequilibrio de las bacterias intestinales como se detalla en el Paso 1 ya sea con inulina o rifaximina. En esta sección, explicaré los componentes involucrados en una mayor reducción de la inflamación con el Protocolo Nemechek®.

Además de la liberación de citoquinas proinflamatorias a partir del sobrecrecimiento bacteriano, existen cuatro fuentes adicionales de inflamación que deben abordarse cada una de forma particular.

Reducir cuatro fuentes adicionales de inflamación

- Cambiar microglía M1 por fenotipo antiinflamatorio Microglía M2
- Equilibrar ácidos grasos omega-6 y omega-3
- Reducir ácidos linoleico, araquidónico y palmítico de la dieta
- Mejorar función del nervio vago

Cambio de Microglia M1 al Fenotipo Antiinflamatorio M2

Aumentar la ingesta de ácidos grasos omega-3 es un paso crítico y debe cumplirse para cambiar la microglía cebada inflamatoria M1 al fenotipo antiinflamatorio M2-microglial.

El cambio de M1 a M2 maximiza la capacidad natural del cerebro para restaurar el desarrollo neurológico adecuado, al reiniciar la poda sináptica, la migración neuronal y la reparación neuronal, así como garantizar una máxima recuperación.

El cuerpo humano requiere una mezcla de ácidos grasos omega-3, que son nutrientes básicos que generaciones anteriores obtenían en sus alimentos cotidianos, pero que ahora no se encuentran comunmente en los alimentos modernos.

Existen tres tipos de omega-3 y cada uno tiene funciones distintas: DHA, EPA y ALA. El DHA es *ácido docosahexaenoico*, el EPA es *ácido eicosapentaenoico* y el ALA es *ácido alfa-linolénico*.

Los tres tipos de omega-3 son importantes, pero para esta parte del Protocolo Nemechek® nos centramos en el componente DHA particularmente, por su capacidad para ayudar en la reparación del daño cerebral causado por inflamación y lesiones. El DHA es el único ácido graso omega-3 que penetra sustancialmente en el cerebro y se encuentra en cantidades variables en el aceite de pescado.

Los pacientes deben complementar con DHA con el fin de cambiar sus células de microglía cebada M1 nuevamente al tipo de microglía M2 que permite el desarrollo adecuado del cerebro y la recuperación de la lesión cerebral acumulada. No existen sustitutos para la suplementación de ácidos grasos omega-3 DHA.

La cantidad de DHA diarias que uso con mis pacientes puede tomarse toda a la vez o pueden tomarse en dosis divididas a lo largo del día. También se pueden tomar con o sin alimentos. Aunque es importante de forma individual, la cantidad específica de EPA suplementaria que se combina con el componente de DHA en el aceite de pescado, es menos crucial. Esto podría deberse a que la EPA no penetra fácilmente en el sistema nervioso central.

En este momento, recomiendo píldoras o líquidos de aceite de pescado DHA de alta concentración que están disponibles en NOW ® Foods o Nordic Naturals®, estas marcas específicas son mencionadas en el apéndice. Estas son las marcas que uso de preferencia, para ayudar a mis pacientes a recuperarse de una amplia variedad padecimientos por deterioro neurológico y lesiones. El aceite de hígado de bacalao también funciona bien cuando se complementan los ácidos grasos omega-3, y se dosifica de la misma forma que el aceite de pescado regular.

Recomiendo no usar las nuevas formulaciones de alta concentración de DHA que contienen poco o nada de EPA. Aunque poco EPA entra en el sistema nervioso central, su presencia en las mezclas de aceite de pescado que recomiendo es importante para el correcto funcionamiento de las células fuera del sistema nervioso central.

Equilibrando los Ácidos Grasos Omega-3 y Omega-6

Esta tabla contiene la dosis de Nordic Naturals Ultimate Omega Fish oil, que recomiendo comúnmente para mis pacientes según su edad.

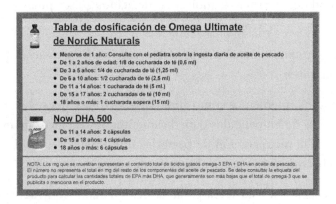

Tabla de dosificación de Omega Ultimate de Nordic Naturals

- Menores de 1 año: Consulte con el pediatra sobre la ingesta diaria de aceite de pescado
- De 1 a 2 años de edad: 1/8 de cucharada de té (0,6 ml)
- De 3 a 5 años: 1/4 de cucharada de té (1,25 ml)
- De 6 a 10 años: 1/2 cucharada de té (2,5 ml)
- De 11 a 14 años: 1 cucharada de té (5 ml.)
- De 15 a 17 años: 2 cucharadas de té (10 ml)
- 18 años o más: 1 cucharada sopera (15 ml)

Now DHA 500

- De 11 a 14 años: 2 cápsulas
- De 15 a 18 años: 4 cápsulas
- 18 años o más: 6 cápsulas

NOTA: Los mg que se muestran representan el contenido total de ácidos grasos omega-3 EPA + DHA en aceite de pescado. El número no representa el total en mg del resto de los componentes del aceite de pescado. Se debe consultar la etiqueta del producto para calcular las cantidades totales de EPA más DHA, que generalmente son más bajas que el total de omega-3 que se publicita o menciona en el producto.

Alternativamente, los adolescentes y adultos que pueden tragar cápsulas de aceite de pescado pueden usar DHA-500 de NOW

Foods, Inc.

Puntos destacados:

¿El aceite de pescado causa malestar intestinal?

A veces mis pacientes pueden experimentar evacuaciones blandas que pueden ocurrir al iniciar la suplementación con el aceite de pescado. Esto se debe a menudo a que su tracto intestinal está irritado por el sobrecrecimiento bacteriano o es incapaz de absorber el aumento repentino en la cantidad de aceite que ingerida.

Si se ocurren evacuaciones blandas, le pediré a mis pacientes suspendan el aceite de pescado durante dos o tres semanas hasta que el reequilibrio de las bacterias intestinales con el uso de inulina o rifaximina, le de a al tracto intestinal la oportunidad de repararse. Luego, después de algunas semanas, mis pacientes pueden reiniciar el aceite de pescado a 1/4 de la dosis completa.

Pueden aumentar lentamente la dosis agregando un ¼ de dosis semanalmente más o menos hasta que alcancen la dosis completa. La explicación es que al aumentar lentamente la cantidad de aceite de pescado, estamos entrenando el tracto intestinal para aumentar la capacidad de absorber las moléculas de ácidos grasos presentes en el aceite.

¿Alguna vez añado vitaminas o productos adicionales al aceite de pescado a mis pacientes?

No. Añadir suplementos como glutamina, enzimas digestivas, agentes formadores de biopelículas o medicamentos antifúngicos no es necesario para la recuperación de bacterias intestinales en el sobrecrecimiento bacteriano o para la absorción de aceite de pescado.

Una excepción a esta regla es la suplementación con hierro o con alguna vitamina en particular prescrita por un médico, en respuesta a niveles bajos bien documentados.

¿Alguna vez utilizo aceite de pescado fermentado con mis pacientes?

No. No recomiendo aceite de pescado fermentado.

¿Alguna vez uso aceite de krill con mis pacientes?

No. El aceite de krill es una molécula diferente a la molécula de aceite de pescado. Nuestros antepasados evolucionaron con la molécula más corta encontrada en el aceite de pescado, y no con la molécula más larga que se encuentra en el aceite de krill. Utilizo exactamente las mismas moléculas y nutrientes esenciales, que mantuvieron los cerebros de nuestros antepasados fuertes y resistentes. Estos resultan ser mucho menos costosos en las dosis requeridas que comúnmente se encuentran disponibles en el aceite de krill.

¿Existe una opción vegetariana en caso de que sus pacientes sean alérgicos al pescado o para aquellos que no deseen ingerir un subproducto de pescado?

Probablemente. Existen suplementos DHA derivados de algas que podrían ser beneficiosos, pero nunca he visto mejorar significativamente a ninguno de mis pacientes con la administración de DHA derivado de algas.

Se creía que la mejora y la recuperación autónomas eran médicamente imposibles hasta que desarrollé el Protocolo Nemechek®, y estas solo se han logrado con DHA a base de recursos marinos. La falta de EPA en el DHA derivado de algas podría ser una de las razones por la cual parece no funcionar.

¿Puede otra forma de omega-3 (EPA o ALA) sustituir el DHA del pescado?

No. Otras formas de ácidos grasos omega-3 no marinos, como el aceite de lino (ALA), no penetran fácilmente en el sistema nervioso central y no tienen el mismo impacto sobre la inflamación o la función de la microglía que el DHA.

El Ácido Alfa-Linoleico Adicional (ALA)

El tercer componente de omega-3 es el ALA, (ácido alfa-linolénico), que es omega-3 a base de plantas. Existen algunas investigaciones que sugieren que el ALA puede ayudar a que el DHA penetre en el cerebro.

Recomiendo a aquellos pacientes de dieciocho años en adelante, que se encuentren cumpliendo el Protocolo Nemechek®, que tomen alguna forma de suplementación diaria de ALA omega-3 ya sea de por el consumo de nueces (tostadas en seco), lino o semillas de chía molidas, siempre y cuando el paciente no sea alérgico a ninguno de esos elementos.

Si mis pacientes optaran por consumir frutos secos como parte del Protocolo Nemechek®, les indico que coman un mínimo de ¼ de taza de nueces al día. Todos los frutos secos tienen el suministro adecuados de ALA y estos incluyen almendras, nueces pacanas, pistachos, anacardos/nueces de la India y nueces. Los cacahuetes secos o tostados (que son legumbres y no son frutos secos) también son una fuente aceptable de ALA.

Si mi paciente decide consumir el ALA a partir de linaza molida o semillas de chía, se complementará con 1/2 a 1 cucharada día. Si están consumiendo aceite de lino en forma líquida o gel suave, la cantidad es de entre 500 a 1,000 mg una vez al día.

Reducir la Ingesta Dietética de Ácidos Grasos Omega-6

La reducción de las citoquinas proinflamatorias con El Protocolo Nemechek® también requiere una disminución en la ingesta dietética de aceites de cocina/comestible altos en ácidos grasos omega-6 de alta concentración.

Esto se logra tanto, dejando de cocinar con ellos (aceites vegetales, margarina, manteca), y mediante la eliminación de los alimentos que contienen altos niveles de aceites de ácido linoleico, como ingredientes primarios.

Instruyo a mis pacientes a evitar el consumo de productos alimenticios que contengan ácidos grasos omega-6. Trate de evitar consumirlos siempre y cuando sea posible. Si metes un poco en tu dieta, el consumo diario de aceite de oliva te protegerá.

Aceites prohibidos

- Aceite de soja
- Aceite de girasol
- Aceite de maíz
- Aceite de cártamo
- Aceite de algodón
- Aceite de uva
- Aceite de maní
- Margarina
- Manteca

Los alimentos que contienen leche de soja o proteína de soja o leticina están permitidos, siempre y cuando no incluyan en su etiqueta ninguno de los aceites prohibidos. En estas primeras etapas del Protocolo Nemechek®, la reducción de los aceites omega-6 presente en los alimentos es a menudo la prueba más exigente que mis pacientes deben superar.

Si el producto alimenticio contiene cualquiera de los aceites prohibidos mencionados anteriormente, recomiendo reducir su ingesta tanto como sea práctico o sustituirlos con una marca diferente que contenga un aceite aceptado. Existen algunos aceites que tienen un equilibrio más saludable entre ácidos grasos omega-6 y omega-3, se prefieren estos para la cocción en general.

Aceites aceptables

- Aceite de canola
- Aceite de coco
- Aceite de palta
- Aceite de semilla de palma

Una vez que mis pacientes comienzan a leer las etiquetas de los aceites omega-6, queda claro hasta qué punto estos aceites aparecen en los alimentos que comen todos los días, como los aderezos para ensaladas y el pan. Los aceites Omega-6 pueden hallarse en alimentos que de lo contrario podríamos considerar limpios, orgánicos y saludables. Incluso aparecen como ingredientes en los alimentos para mascotas.

Puntos destacados:

Memorizar los aceites aceptados, es más fácil que tratar de memorizar la lista más larga de aceites prohibidos. La canola se usa cada vez más en alimentos comprados en tiendas debido a su perfil más saludable. Uno de mis lemas es "Mis pacientes *pueden* consumir *aceite* de canola."

Algunos productos dirán que contienen un aceite prohibido o aceptado (por ejemplo, "puede contener aceite de soja o aceite de canola"). El consumidor debe preguntarse qué aceite se utiliza en el producto. Personalmente me equivoco por el lado de la precaución y trato de evitar productos cuyos ingredientes no están claros para mí.

Prevención de la Inflamación Cerebral y Sistémica de los Ácidos Linoleico, Araquidónico y Palmítico de la Dieta

Mientras se encuentran bajo El Protocolo Nemechek®, recomiendo a los pacientes que traten de evitar los ácidos grasos omega 6 en los aceites de cocina y los alimentos, pero también para protegerse de los omega-6 que no pueden controlar.

Existen tres ácidos grasos omega-6 específicos, que son comunes en el suministro de alimentos y deben evitarse de ser posible, porque la ingesta excesiva puede contribuir a inflamación.

- **Ácido linoleico:** se encuentra comúnmente en los aceites vegetales no naturales agregados a los alimentos que se adquieren en el mercado.

- **Ácido araquidónico:** se encuentra en concentraciones elevadas en carnes de animales alimentados con granos como soja o maíz.

- **Ácido palmítico:** se encuentra en grandes cantidades en alimentos procesados y en alimentos nutridos por granos.

Inflammatory Oils

A los pacientes les resulta difícil controlarlos porque es posible que no puedan verlos en la etiqueta de los ingredientes, es posible que no sepan con qué se alimentó la res o el pescado que comen, o que no sepan qué tipo de aceites de cocina está utilizando un restaurante.

Afortunadamente, el ácido oléico omega-9 es capaz de bloquear la toxicidad inflamatoria de estos ácidos grasos omega-6, y altas cantidades de ácido oleico están presente en el auténtico aceite de oliva virgen extra.

El consumo diario de aceite de oliva rico en omega-9 es un paso esencial para proteger el cuerpo de la toxicidad excesiva de ácidos grasos omega-6.

Suplementación Diaria con Aceite de Oliva

Además de disminuir el consumo de aceites y alimentos con alta concentración de ácidos grasos omega-6, solicito a mis pacientes que aumenten su consumo diario de aceite de oliva virgen extra (AOVE). El AOVE contiene aproximadamente un 70% de ácido oléico, y el ácido oléico es capaz de reducir la inflamación subyacente resultante de ingestas excesivas de ácido linoleico, araquidónico y palmítico.

Diversos estudios muestran que los adultos se benefician del consumo diario de dos o más cucharadas (30 ml o más) de aceite de oliva virgen extra al día. El aumento de consumo de AOVE se puede hacer colocando a los alimentos un poco de aceite de oliva de la forma tradicional o simplemente bebiéndolo directamente como si se tratara de un medicamento.

Calentar el aceite de oliva durante la cocción no daña la molécula de ácido oleico ni disminuye la cantidad contenida en el aceite.

Para los niños menores de tres años de edad, creo que el uso de AOVE al cocinar alimentos debe ser una cantidad adecuada. A partir de los tres años, recomiendo complementar la dieta agregando AOVE a los alimentos o consumiéndolo directamente. Estas son las pautas:

- Si tiene menos de 2 años de edad, cocinar alimentos diariamente con AOVE es lo adecuado
- Si tiene entre 2 y 4 años de edad, de a tomar de ¼ - ½ cucharadita (1.25-2.5 ml) de AOVE al día
- Si tiene entre 4 y 8 años, de a tomar 1 cucharadita (5 ml) de AOVE al día
- Si tiene entre 9 y 12 años, de a tomar 2 cucharaditas (10 ml) de AOVE al día
- Si tiene entre 13 y 17 años, de a tomar 1 cucharada (15 ml) de AOVE al día

- Si tiene 18 años o más, de a tomar 2 cucharadas (30 ml) de AOVE al día

Puntos destacados:

El AOVE puede mezclarse en una variedad de líquidos o tomarse con una cuchara. Algunos de mis pacientes mayores cortaron el sabor con una gota de vinagre balsámico o jugo de limón.

El AOVE no está bien regulado en los Estados Unidos y el riesgo de comprar aceites que no son realmente extra virgen o están contaminados con otros aceites es una gran preocupación para mis pacientes. Algunos aceites de oliva pueden diluirse con un alto porcentaje de aceite de soja u otros aceites vegetales, las mismas cosas que estamos tratando de evitar.

Debido al considerable riesgo de comprar aceites de oliva fraudulentos, a los pacientes dentro del El Protocolo Nemechek® se les recomienda utilizar aceites de oliva virgen extra certificados por el Consejo del Aceite de Oliva de California (COOC; www.cooc.com para más información).

La certificación COOC es el único proceso de certificación en los EE.UU. que requiere pruebas de laboratorio del aceite de oliva para demostrar la pureza y la calidad del aceite. Puede ver cuales son productores certificados por la COOC y su certificación de AOVE, en su sitio web COOC.com, y hacer que le envíen los productos a su casa para evitar el deterioro de un producto no almacenado adecuadamente en el almacén de una tienda.

Mejorar La Función Del Nervio Vago

El nervio vago es el décimo nervio craneal y lleva información desde la rama parasimpática del sistema nervioso autónomo. Las señales neurológicas del nervio vago viajan hacia el cerebro y hacia todos los órganos del cuerpo. Las señales que viajan hacia el cerebro son capaces de inducir neuroplasticidad, mientras que las señales que viajan hacia el resto del cuerpo mejoran la función de los órganos y ayudan a suprimir los niveles anormales de inflamación.

La estimulación del nervio vago (VNS por sus siglas en inglés) es un tratamiento que involucra tratar el nervio vago con impulsos eléctricos extremadamente bajos. Los estimuladores del nervio vago se han implantado en pacientes en los Estados Unidos desde finales de la década de 1990, pero también es posible estimular el nervio externamente.

Uso un estimulador portátil del nervio vago como parte del Protocolo Nemechek® que muchos de mis pacientes autistas y no autistas usan en casa.

La VNS resulta en la supresión de la inflamación, así como en un aumento de la neuroplasticidad, especialmente cuando se combina con una actividad cognitiva (habla, lectura, entrenamiento de matemáticas), sensorial (terapia de integración) o motora (terapia física o entrenamiento de la marcha).

El uso de la estimulación transcutánea (a través de la piel) del nervio vago (tVNS) durante 5 minutos al día es una herramienta extremadamente poderosa y efectiva para la supresión de la inflamación, así como para la inducción de la neuroplasticidad. La supresión de la inflamación dentro del cerebro mejora la reparación cerebral y las capacidades de poda neuronal de la microglia.

Puedo añadir tVNS al tratamiento de un niño en una etapa tardía del Protocolo Nemechek® si su recuperación es incompleta o inusualmente lenta. Una vez que la recuperación ha comenzado, el tratamiento con tVNS puede ayudar a ampliar el alcance de la recuperación de un niño.

Si bien todos los niños son tratados con los mismos parámetros de estimulación, mis pacientes adultos usan tVNS con una variedad de configuraciones diferentes basadas en distintos factores que como su médico, tomo en consideración.

VNS transcutánea puede causar daño si los ajustes de estimulación no son los correctos. Soy un experto líder en el uso clínico de tVNS y muchos de mis pacientes viajan a mi consultorio en Arizona para que se les prescriba un estimulador del nervio vago transcutáneo portátil, que puedan usar en casa. Existen otros neuromoduladores como GammaCore, y productos de bienestar como el Vitality Smartcable, que son dispositivos parecidos.

No prescribo ni realizo ningún otro método no eléctrico de estimulación del vago porque otros métodos son menos efectivos para mantener los cambios saludables en la función de la microglía.

Puntos destacados:

La necesidad de tVNS aumenta con la gravedad del deterioro del desarrollo, así como la edad del paciente. En los primeros años de la adolescencia, parece que la mayoría de los niños con autismo o trastornos del desarrollo pueden requerir tVNS para obtener un nivel completo y amplio de recuperación neurológica.

Advertencia:

También recomiendo ampliamente evitar cualquier forma de tVNS casera, utilizando otros dispositivos como unidades TENS (unidades de estimulacón nerviosa transcutánea para el manejo del dolor) debido al daño potencial que puede ocurrir si no se establece o se utiliza correctamente. El nervio vago puede verse permanentemente dañado si la estimulación se realiza incorrectamente.

18

LA HISTORIA DEL EQUILIBRIO DEL TRACTO INTESTINAL

Aunque el sobrecrecimiento bacteriano del intestino delgado (SIBO) ha atraído una atención creciente en los últimos años, el sobrecrecimiento bacteriano intestinal es un problema médico que se descubrió hace aproximadamente sesenta años.

Mientras que El Protocolo Nemechek® es un abordaje relativamente nuevo para revertir los efectos tóxicos e inflamatorios del sobrecrecimiento bacteriano para tratar el autismo, las técnicas y medicamentos descritos en este libro se desarrollaron durante muchas décadas en el tratamiento de adultos con otras formas de sobrecrecimiento bacteriano.

El propósito de este capítulo es resaltar los paralelismos entre las técnicas existentes y ampliamente aceptadas para el tratamiento del sobrecrecimiento bacteriano y el uso de rifaximina en el Protocolo Nemechek® con el mismo propósito.

El Sobrecrecimiento Bacteriano tiene una Larga Historia

Algunos de los primeros estudios médicos involucraron el tratamiento del sobrecrecimiento bacteriano en pacientes con cirrosis hepática avanzada (encefalopatía hepática) en la década de los 60 y más adelante en pacientes con sobrecrecimiento de una bacteria en particular, *Clostridium difficile* (enterocolitis y colitis pseudomembranosa causada por *C. difficile*) a finales de la década de los 70.

Dado que la encefalopatía hepática y la enterocolitis por *C. difficile* no tratadas son potencialmente mortales, existe una gran cantidad de investigación médica sobre cómo manejar médicamente el sobrecrecimiento bacteriano asociado a estas condiciones.

El uso de antibióticos (vancomicina y metronidazol) para el manejo de la enterocolitis por *C. difficile* se discutirá en paralelo con el uso de rifaximina para controlar el sobrecrecimiento bacteriano en niños con autismo, retraso en el desarrollo y lesión cerebral acumulativa, para mostrar cómo este abordaje para tratar el sobrecrecimiento bacteriano ha sido ampliamente aceptado por la comunidad médica durante años.

Enterocolitis *por Clostridium difficile*

Clostridium difficile (C. difficile) es una bacteria que se puede encontrar colonizando inofensivamente la porción inferior del tracto intestinal (es decir, intestino grueso o colon) junto con un millar de otras especies bacterianas.

Cuando está limitado al intestino grueso en pequeñas cantidades, el *C. difficile* es inofensivo ya que su crecimiento está regulado por los efectos de contrabalance de las otras bacterias que también habitan dentro del colon.

Cuando se produce un sobrecrecimiento bacteriano en el intestino delgado, el sobrecrecimiento generalmente está limitado a una sola especie de bacterias, que normalmente colonizan el colon, pero ahora está creciendo en cantidades mucho mayores dentro del intestino delgado.

Normalmente, el intestino delgado tiene muy pocas bacterias dentro de él y, como tal, son incapaces de restringir el crecimiento de una bacteria colónica intrusa.

La bacteria intrusa crecerá sin regulación hasta alcanzar de 10,000-100,000 veces la cantidad de bacterias normales que colonizan el intestino delgado. El exceso de bacterias dentro del intestino delgado dañarán el tejido, lo que conduce a la malabsorción de nutrientes, así como la inflamación producto de la translocación bacteriana (es decir, intestino permeable). El sobrecrecimiento también puede alterar los sistemas nervioso, hormonal e inmunológico de forma sistémica.

Este exceso de bacterias tienen el potencial de comenzar a producir tipos o cantidades anormales de sustancias químicas que se encuentran codificadas en su material genético. A medida que las concentraciones de estos productos químicos aumentan, terminan circulando en el torrente sanguíneo y produciendo efectos negativos en el organismo. En el caso específico del C. difficile, las sustancias químicas producidas por el sobrecrecimiento se llaman Toxina A y Toxina B.

Cuando son liberadas, la toxina A y la Toxina B desencadenan una reacción inflamatoria severa que causa daño al intestino delgado y el colon, causando fiebre, fatiga, dolor abdominal y diarrea severa y, de no tratarse, eventualmente provocarían shock y muerte.

La enterocolitis por clostridium es simplemente un sobrecrecimiento bacteriano generado una cepa particular de bacterias mortales, llamada *Clostridium difficile*.

Similitudes En el Manejo del SIBO con el Protocolo Nemechek® y Enterocolitis

La frecuencia en aumento del uso de rifaximina que recomiendo en mi protocolo es similar a la frecuencia en aumento de los cursos de antibióticos utilizados para tratar enterocolitis por *C. difficile*.

En pacientes que padecen de enterocolitis por *C. difficile*, los antibióticos se utilizan para ayudar a controlar la bacteria *C. difficile*. El abordaje inicial es tratar con un solo curso de diez a catorce días de antibiótico.

En muchos pacientes, la diarrea, fiebre y dolor abdominal desaparecerán y nunca volverán. De forma similar, un abordaje inicial del Protocolo Nemechek® es utilizar un único curso de rifaximina.

En los casos de enterocolitis por *C. difficile*, algunos pacientes recaerán rápidamente una vez suspendan los antibióticos. Las recaídas requerirán que los médicos indiquen ciclos repetidos de antibióticos para controlar el *C. difficile*. Finalmente, las recaídas de sobrecrecimiento por *C. difficile* en la mayoría de los pacientes cesará después de algunos o varios ciclos de antibióticos.

Ciclo Único de Antibióticos -> Varios Ciclos de Antibióticos

Los adultos con SIBO también experimentan recaídas por sobrecrecimiento bacteriano y también pueden requerir ciclos repetidos de rifaximina. Hago que mis pacientes adultos repitan su curso de 10 días de rifaximina cada vez que sus síntomas vuelven (ardor estomacal, diarrea, dolor articular o abdominal, etc.) en un periodo mayor a 10-14 días. De forma similar a la enterocolitis por *C. difficile*, los pacientes que recaen con SIBO eventualmente dejarán de recaer después de algunos o varios ciclos de rifaximina.

Mi abordaje al tratar niños con sobrecrecimiento bacteriano recidivante es similar, pero diferente en uno de los aspectos. Los niños a menudo son incapaces de comunicar con facilidad los síntomas internos que mejoran con un curso de rifaximina, y de la misma forma, no pueden comunicarse cuando los síntomas han retornado.

Desafortunadamente, pueden recaer antes de que sus padres puedan observar mejoras externas. Por lo tanto, la determinación de cuándo repetir rifaximina según lo que los padres determinan, resultó ser ineficaz.

Dado que el estrés inflamatorio causado por sobrecrecimiento bacteriano intestinal impide cualquier recuperación neurológica adicional, llegué a la conclusión de que los niños que no mostraron mayores signos de recuperación después de un solo curso de rifaximina, estaban recidivando muy rápidamente. Ideé un sistema de ciclos mensuales de rifaximina para mantener el equilibrio bacteriano dentro del tracto intestinal de los pacientes.

Pero incluso los ciclos de antibióticos podrían no ser suficientes para eventualmente detener las recaídas comunes de enterocolitis por *C. difficile*, o de sobrecrecimiento bacteriano en niños y adultos.

En el caso de enterocolitis con recaídas rápidas, los especialistas en enfermedades infecciosas pueden prescribir un curso continuo de antibióticos durante uno o varios meses. El Protocolo Nemechek® adopta el mismo abordaje en niños.

Ciclos de Antibióticos -> Curso Continuo de Antibióticos

Si un niño no está mostrando signos de recuperación neurológica sustancial con ciclos *mensuales* de rifaximina, está experimentando una recaída del sobrecrecimiento bacteriano dentro de la primera semana posterior a haber completado el ciclo de rifaximina.

Primero observé esto en algunos pacientes autistas, extremadamente agresivos con los que trabajé. Dentro de unos pocos días de haber iniciado la rifaximina, las tendencias violentas en algunos de estos pacientes disminuirían de forma sustancial, pero la agresividad volvería dentro de una semana después de terminar el curso con 10 días de rifaximina.

El retorno de la agresividad después de cada ciclo de rifaximina fue consistente curso tras curso. Una vez iniciada la rifaximina de forma continua, la agresión mejoró sostenidamente, y dentro de los siguientes dos a tres meses comenzaron a aparecer signos significativos de recuperación neurológica, lo que me indicaba que el sobrecrecimiento bacteriano finalmente lograba suprimirse.

Después de doce meses de tratamiento con rifaximina, la mayoría de los pacientes podrían pasarse de ciclos mensuales a rifaximina de forma intermitente o de curso continuo a ciclos mensuales y, finalmente, a rifaximina de forma intermitente.

El Acortamiento de las Dosis Puede Ocurrir A Menudo Después De 12 Meses
Rifaximina continua -> Rifaximina Mensual -> Rifaximina intermitente

En conjunto con los demás aspectos del Protocolo Nemechek®, la recuperación de un niño con un uso más agresivo de rifaximina ha sido satisfactoriamente positiva. Muchos padres están optando por mantener esta modalidad de uso de rifaximina para evitar recaídas y continuar en el emocionante camino hacia la recuperación que su hijo está experimentando.

Transplante de Microbiota Fecal y Enterocolitis por C. Difficile

Existen pacientes con enterocolitis por *C. difficile* que ni siquiera responden a los antibióticos continuos, quienes eventualmente se deteriorarán y morirán de shock séptico. Durante décadas, la enterocolitis resistente al tratamiento mató a miles de pacientes cada año solo en los Estados Unidos.

Durante los últimos años, se ha descubierto un tratamiento conocido como trasplante de microbiota fecal (TMF) para controlar la enterocolitis resistente a tratamiento. TMF involucra el aumento de la diversidad bacteriana dentro del tracto intestinal del paciente, utilizando una muestra de heces fecales de un donante sano.

Curso Continuo de Antibióticos -> Trasplante de Microbiota Fecal

Al recolonizar las bacterias de esta forma, los pacientes al borde de la muerte por *C. difficle* resistente al tratamiento, milagrosamente lograban recuperarse en solo unos pocos días. Los pacientes que eventualmente requieren TMF a menudo tienen niveles muy bajos de biodiversidad bacteriana dentro de su tracto intestinal.

La efectividad del TMF en estos casos destaca la importancia de cómo las otras bacterias intestinales son un componente crítico en el restablecimiento del equilibrio bacteriano dentro del tracto intestinal.

Si la rifaximina y otros antibióticos no logran el equilibrio intestinal bacteriano, estos llevan el equilibrio de las bacterias en la dirección correcta, y de esta forma las bacterias remanentes son capaces de regular el equilibrio por sí mismas.

A contraposición de una mejora dramática en pacientes con enterocolitis por *C. difficile* resistente al tratamiento, el TMF ha tenido un éxito relativamente limitado en el tratamiento de pacientes con enfermedad inflamatoria intestinal, obesidad o diabetes.

En mi experiencia, es raro que un niño no responda ni a la inulina ni a la rifaximina (cíclica o continua) por lo tanto, no estoy seguro de si existe alguna utilidad significativa en el TMF en niños con autismo, retraso del desarrollo o lesión cerebral acumulativa.

Para apoyar mi escepticismo, los estudios bacterianos intestinales en niños con autismo no detectan bajos niveles de biodiversidad como los encontrados en adultos con enterocolitis por *C. difficile*. Además, bajo mi cuidado tengo muchos niños que han sido tratados anteriormente con TMF por otros médicos, con poco o ningún éxito significativo.

Aplicando Vieja Ciencia en Nuevos Escenarios

Como ya hemos revisado, la forma en que el Protocolo Nemechek® recomienda ya sea un curso único de rifaximina, ciclos de rifaximina, y potencialmente incluso un curso continuo de rifaximina para controlar el sobrecrecimiento bacteriano incapacitante en niños, es paralelo a lo realizado en adultos durante décadas.

El abordaje del Protocolo Nemechek® es inducir con seguridad la recuperación neurológica en los niños, mediante el control de la inflamación y el sobrecrecimiento bacteriano con técnicas que han sido desarrolladas durante décadas en adultos.

19

PANS, PANDAS Y AUTISMO
LAS DISTINTAS CARAS DE UN MISMO TRASTORNO

E n las últimas décadas se ha observado en niños un aumento alarmante de los trastornos neurológicos adquiridos. Los niños están desarrollando cada vez más condiciones tales como autismo, retraso en el desarrollo, problemas sensoriales, trastornos emocionales, trastornos de atención (TDA/TDHA), síndrome post-conmoción cerebral, tics, síndrome de Tourette, y PANS, y PANDAS. Las afecciones neurológicas adquiridas se desarrollaron después del nacimiento y se manifiestan de forma muy distinta a los trastornos congénitos, que pueden tener un componente genético o haber ocurrido antes del nacimiento.

En consecuencia, los investigadores se esfuerzan por entender cada una de estas condiciones, pero desafortunadamente, a menudo se centran en los trastornos individuales y no en el panorama general. Existen pocas investigaciones centradas en comprender el por qué existen una variedad tan grande de condiciones neurológicas afectando cada vez más a los niños, en un mismo período de tiempo.

Condiciones neurológicas comúnmente adquiridas

Tics

Autismo

PANS/PANDA

Déficit de atención

Trastornos emocionales

Síndrome de Tourette

Trastornos del desarrollo

Síndrome posconmocional

Al evaluar a un individuo que manifiesta una variedad de síntomas dentro de un período de tiempo relativamente estrecho, un médico está capacitado para no ver cada problema o síntoma por separado, sino para buscar una sola causa que podría ser la responsable de todos sus síntomas. Aplicando la misma lógica al aumento de los problemas neurológicos adquiridos en niños, creo que el sobrecrecimiento bacteriano del intestino delgado (SIBO por sus siglas en inglés) podría ser el único factor común que contribuye a todas estas condiciones.

El SIBO es una condición en la cual las bacterias que típicamente viven en el colon, se encuentran dentro del intestino delgado en altas concentraciones. El intestino delgado típicamente tiene relativamente pocas bacterias, pero el SIBO arroja recuentos bacterianos que van desde 1,000 – 100,000 veces la cantidad que normalmente debería encontrarse. Además de contribuir a algunos problemas digestivos como la diarrea, el reflujo y la intolerancia a los alimentos, el SIBO causa la fuga de moléculas de nutrientes y bacterias hacia las capas de tejido que rodean el intestino delgado.

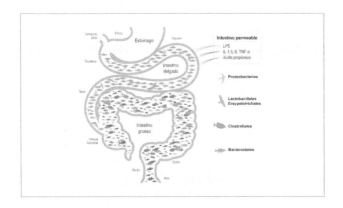

La alteración de la pared del intestino delgado se conoce como translocación bacteriana (es decir, intestino permeable) ya que solo las bacterias lo causan. Las levaduras (es decir, los hongos, Cándida), los virus y los protozoos (ó parásitos) pueden crecer en exceso dentro del intestino delgado, pero no existe evidencia científica de que estos contribuyan al problema de intestino permeable.

Puedo explicar la capacidad que posee el SIBO para desencadenar distintos trastornos neurológicos en los niños por medio de dos factores; la edad del paciente cuando el sobrecrecimiento bacteriano se presenta por primera vez, y si las bacterias que causan dicho sobrecrecimiento pueden producir alguna sustancia que altere el comportamiento como el ácido propiónico.

Para que ocurra el desarrollo neurológico normal en un niño, la masa neuronal del cerebro realiza una poda de aproximadamente 100 mil millones de neuronas a solo 50 mil millones, para cuando el niño alcance la edad de cinco años. La inflamación del SIBO puede evitar que la poda se produzca correctamente. Si el SIBO se presenta antes de los cinco años de edad, el niño tendrá algún problema sensorial o de desarrollo. Si se presenta después de los cinco años de edad, no surgiran problemas del desarrollo porque la poda ya está completa.

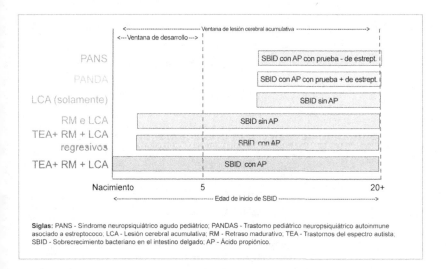

Cuando el SIBO se hace presente, lesiones residuales no resueltas permanecerán luego de cada injuria. Con el tiempo, estas lesiones no resueltas producto de traumas a repetición, se acumularán una sobre otra, lo que resultará en una lesión cerebral acumulativa o un fenómeno de *lesión cerebral acumulativa* (LCA o CBI por sus siglas en inglés).

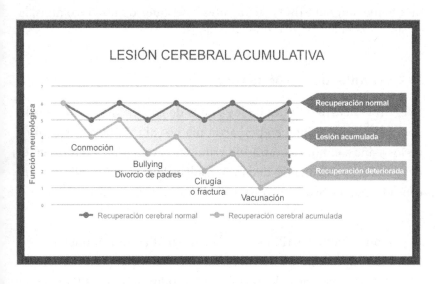

Los síntomas o comportamientos involucrados en la LCA incluyen hiperactividad, ansiedad, depresión crónica, agresividad excesiva, falta de concentración, acidez estomacal, reflujo y estreñimiento.

Síntomas de lesión cerebral acumulativa en niños

Hinchazón
Insomnio
Ansiedad / TOC
Estreñimiento
Hiperactividad
Acidez estomacal / reflujo
Depresión crónica
Problemas de atención y concentración
Agresividad / Rabietas
Aumento de los niveles de sed o hambre

A diferencia del proceso de poda, las lesiones cerebrales acumulativas pueden ocurrir a lo largo de toda la vida. Por lo tanto, ya sea que la inflamación del SIBO ocurra antes o después de los cinco años, la LCA aumenta con cada lesión adicional.

El SIBO Antes de 5 Años de Edad

Si el SIBO ocurre después de los 5 años de edad, el niño podría solo desarrollar una lesión cerebral acumulativa. Si el SIBO ocurre antes de los 5 años, el niño siempre experimentará una LCA y retraso en el desarrollo. Dependiendo de la intensidad de la tensión inflamatoria causada por el SIBO, el trastorno del desarrollo podría ser leve o grave.

El ácido propiónico (APP) se encuentra en altas concentraciones en los tejidos de los niños con autismo avanzado, este tiene un efecto sedante, y a veces casi alucinatorio. La producción de APP depende de las bacterias colónicas específicas, que se encuentran colonizando el intestino delgado. Dado que no todas las bacterias colónicas producen ácido propiónico, el exceso de producción de este depende de si la especie causante del sobrecrecimiento es capaz de producirlo o no. Si las bacterias en sobrecrecimiento son productoras de APP, el niño tendrá un nivel disminuido de conciencia, poco contacto visual y puede verse involucrado en comportamientos extraños como mirar fijamente objetos que giran.

Effects of Propionic Acid in Children
Poor Eye Contact
Preference to Be Alone
Decreased Awareness
Repetitive Behaviors
Obsession with Spinning Objects

En el caso de un niño menor de cinco años con SIBO, causado por una especie de bacteria productora de APP, el niño presentará problemas de desarrollo, síntomas de lesión cerebral acumulativa y comportamientos asociados únicamente con el autismo. Si es menor de cinco años cuando el SIBO ocurre, con una bacteria no productora de APP, entonces el niño no tendrá estos comportamientos característicos del autismo y solo será diagnosticado con retraso en el desarrollo y lesión cerebral acumulativa.

El SIBO Después de los 5 Años de Edad

Después de la edad de cinco años, la aparición de SIBO sin producción de APP resultará en síntomas de lesión cerebral acumulativa, sin problemas de desarrollo. En caso de que el niño sea mayor de cinco años de edad, y el SIBO ocurra con bacterias productoras de APP, los síntomas se manifestarán en condiciones comúnmente conocidas como PANS (síndrome pediátrico neuropsiquiátrico de inicio agudo, por sus siglas en inglés) o PANDAS (trastorno pediátrico neuropsiquiátrico autoinmune asociado a infecciones estreptocócicas, por sus siglas en inglés).

Los síntomas que comúnmente se suelen asociar a PANS y PANDAS consisten en altos niveles de ansiedad, que a menudo resultan en comportamientos obsesivo-compulsivos (es decir, TOC) y una variedad de otros síntomas neurológicos y psiquiátricos. La principal diferencia entre los dos es que el PANS tiene un inicio rápido, a menudo entre 24-48 horas. Por el contrario, el PANDAS no se desarrolla rápidamente y está asociado a la colonización de bacterias estreptocócicas en la faringe (es decir, un hisopado faríngeo estreptocócico positivo). Tanto el PANS como el PANDAS pueden desaparecer de forma misteriosa tan rápido como aparecen, y luego reaparecer meses o años más tarde.

Considero que tanto el PANS como el PANDAS, son simplemente la aparición de SIBO con bacterias productoras de ácido propiónico, y que no son condiciones médicas distintas. En estudios con animales, el SIBO empeora los comportamientos similares a la ansiedad, y he sido testigo de este mismo efecto en mi práctica médica privada. Un subgrupo de mis pacientes adultos también experimentan altos niveles de ansiedad después del desarrollo de SIBO. La ansiedad puede mejorar rápidamente después de tratar el SIBO con rifaximina (Xifaxan®). Muchos de estos adultos presentaron un empeoramiento rápido de la ansiedad después de una infección, un curso de antibióticos, una cirugía, o una lesión cerebral, todos estos siendo desencadenantes bien conocidos del SIBO.

La confusión con el PANS y PANDAS es la resolución espontánea de estas condiciones luego de completar un curso de antibióticos, cuando son empleados antibióticos de uso común, tales como la amoxicilina o el trimetoprim sulfametoxazol, teniendo estos un 20-30% de probabilidad de revertir el SIBO. Por lo tanto, su uso a veces puede conducir a una rápida mejora de los síntomas e incluso dar lugar a una completa remisión de los síntomas.

Supongamos que un médico que tiene bajo su cuidado a un niño con PANS o PANDAS, no posee un registro de cada curso de antibióticos que otros médicos podrían haber indicado al mismo paciente, para tratar una otitis media o una infección dental. Los antibióticos comunes utilizados en estos casos pueden revertir el SIBO y desencadenar una mejora en los síntomas asociados al PANS o PANDA. El médico suele pasar por alto la verdadera razón de la mejora de los síntomas del niño y considera que su progreso es "espontáneo" o que es consecuencia de algún otro tratamiento (vitaminas, homeopatía, terapia con metales pesados, etc.).

Las Pruebas para Estreptococos Positivas no Siempre Son lo que Cree

Además, el diagnóstico de PANDAS requiere de la presencia de una prueba, o cultivo faríngeo estreptocócico positivo. Aproximadamente el 10% de todos los niños en los EE.UU. son portadores de cepas inofensivas de estreptococo, y tienen resultados positivos para pruebas rápidas o cultivos faríngeos para estreptococos, sin tener ningún síntoma. Los especialistas en enfermedades infecciosas aconsejan no tratar a estos niños con antibióticos, porque a menudo son incapaces de eliminar el estreptococo y no aportan verdaderos beneficios a su salud.

Debido a la alta tasa de portadores, el 10% de cualquier grupo de niños con cualquier trastorno común será portador de estreptococo. Por esta razón, utilizando esta lógica, el estreptococo puede estar erróneamente relacionado con casi cualquier proceso patológico o de enfermedad. Lo que más lleva a los médicos por la vía terapéutica equivocada, es que los cursos prolongados de antibióticos con los que tratan a los niños, pueden suprimir parcialmente el SIBO, y de esta forma reducir la producción de ácido propiónico, lo que resulta en cierta mejora en los síntomas.

La lógica errada de "al dar antibióticos para tratar el estreptococo ocurre la mejora; por lo tanto, el problema es el estreptococo" es comprensible pero, es incorrecta. Tratar al mismo niño con rifaximina tiene una respuesta positiva mejor y más duradera. Y dado que la rifaximina no alcanza el torrente sanguíneo, este impacto positivo, no puede ser por haber eliminado la infección estreptocócica en la garganta.

Autoinmune versus Autoinflamatorio

Si bien estoy de acuerdo en que los niños diagnosticados con PANS o PANDAS tienen un proceso inflamatorio en sus cerebros, no estoy de acuerdo en que este sea un proceso *autoinmune*; los niños sufren de un proceso *autoinflamatorio*. La inflamación de un proceso autoinmune está dirigido a tipos de tejido específicos en el organismo. Por ejemplo, la artritis reumatoide es un trastorno autoinmune en el que la inflamación se localiza principalmente en ciertas articulaciones, particularmente de las manos. Piense en la autoinmunidad como un tirador que puede dar en el blanco al disparar una bala sin dañar otros sistemas del cuerpo.

La autoinflamación es la liberación en el torrente sanguíneo de sustancias químicas inflamatorias que tienen efectos adversos de amplio alcance en los tejidos corporales. En el caso de las manos, casi todas las articulaciones de la mano dolerían, y no solo unas pocas articulaciones específicas como se ve en la artritis reumatoide. En lugar de un francotirador, piense en la autoinflamación como el disparo de una escopeta que no puede dar en el blanco, sino que dispersa su efecto en un área mucho mayor.

Cuando el SIBO está presente, la fuga a través de las paredes del intestino delgado puede activar hasta el 80% de la totalidad de glóbulos blancos. Estas células, a su vez, liberan en el torrente sanguíneo sustancias químicas inflamatorias, llamadas citoquinas que pueden dañar potencialmente cualquier célula corporal.

Además, la reversión del SIBO con rifaximina causa una rápida reducción de los niveles de autoinflamación y ácido propiónico, resultando en la mejora repentina de mis pacientes diagnosticados equívocamente con PANS y PANDAS. Históricamente, el tratamiento de la mayoría de los trastornos autoinmunes resulta en una reversión lenta de los síntomas del paciente.

La eficacia del Protocolo Nemechek®

He asistido en el cuidado de casi 700 niños con diagnósticos de autismo, retraso en el desarrollo, problemas sensoriales y lesiones cerebrales acumulativas, muchos de los cuales habían sido diagnosticados y tratados previamente para PANS o PANDAS. El Protocolo Nemechek® se centra únicamente en la disminución de la inflamación, sobre todo a través de la reversión del SIBO utilizando ya sea la fibra prebiótica, inulina, o el antibiótico no absorbible, rifaximina.

Mi protocolo permite que más del 90% de los niños bajo mi cuidado mantengan una tasa de recuperación neurológica que los padres, maestros y terapeutas encuentran inigualable. El verdadero poder y éxito de mi protocolo radica en la capacidad natural que posee el cuerpo humano para recuperarse neurológicamente si el cuerpo se mantiene en un estado saludable, no inflamatorio.

PARTE VI

PENSANDO EN EL FUTURO

20

POSIBLES OPORTUNIDADES DE PREVENCIÓN

Ahora que he descubierto un proceso que puede revertir o mejorar las características clave del autismo y muchos otros trastornos infantiles, naturalmente pienso si este mismo proceso puede ser usado de forma preventiva. Si puedo generar un cambio en los niños de hoy, ¿qué hay de generar un cambio en los niños de mañana?

La prevención de la inflamación y el sobrecrecimiento bacteriano podrían ser objetivos clave en la prevención de muchos trastornos del desarrollo infantil. En el caso del autismo, el primer desafío es conocer si podemos prevenir la producción excesiva de ácido propiónico producto del sobrecrecimiento bacteriano, ya que es la característica patológica que delimita el autismo de la mayoría de los demás trastornos.

Si podemos mantener las bacterias intestinales de un niño equilibradas, sin sobrecrecimiento en el intestino delgado y ni producción excesiva de ácido propiónico, el autismo, el retraso en el desarrollo y la lesión cerebral acumulativa probablemente no ocurrirían en la mayoría de los niños.

En este capítulo, he incluido las recomendaciones que discuto con los pacientes que abordan posibles métodos para limitar, o reducir el riesgo de que un niño desarrolle sobrecrecimiento bacteriano intestinal, clínicamente dañino.

Ninguna de mis sugerencias preventivas en este capítulo han sido "probadas", lo que significa que no han sido realizado ensayos clínicos en humanos. Mis teorías provienen de mis propias experiencias y observaciones, después de haber tratado con el Protocolo Nemechek® a adultos de todas las edades, niños con autismo y trastornos del desarrollo, y mujeres antes y después del embarazo.

He sido capaz de revertir o mejorar en gran medida el sobrecrecimiento bacteriano en madres en edad fértil y niños de todas las edades. Razonablemente, existe un potencial de que los mismos métodos que previenen el sobrecrecimiento bacteriano, también podrían prevenir o limitar la aparición del autismo, el retraso del desarrollo y la lesión cerebral acumulativa, ya que comúnmente son consecuencias del sobrecrecimiento bacteriano.

Cualquier lector de este libro que se encuentre aprendiendo sobre las modalidades de tratamiento y sugerencias que le doy a mis pacientes, debe discutir por completo todas y cada una de estas posibles modalidades de tratamiento y sugerencias con sus proveedores de atención médica, antes de iniciarlas en cualquier momento, antes de concebir, durante el embarazo o después del parto.

Consideraciones Previas al Embarazo

Las mujeres que se encuentren considerando un embarazo, deben ser conscientes de que las citocinas proinflamatorias (IL-1, IL-6, TNF-alfa) producidas dentro de su cuerpo pueden atravesar la placenta y potencialmente causar daño al feto.

Las citocinas proinflamatorias pueden alterar el desarrollo normal del cerebro, así como activar los genes en su hijo durante la gestación y después del nacimiento. Después del nacimiento, incluso pueden ser capaces de causar nuevas mutaciones en el ADN del niño. Estas citocinas también están asociadas al aumento de las complicaciones durante embarazo, como los abortos espontáneos y la eclampsia.

Recomiendo a mis pacientes femeninas, que estén considerando quedar embarazadas que trabajen en normalizar el estado inflamatorio de su organismo muchos meses antes de la concepción. El Protocolo Nemechek® para la Recuperación Autónoma (en adultos) está diseñado para reducir específicamente los niveles excesivos de citoquinas proinflamatorias, con la finalidad de mejorar o restaurar la disfunción del sistema nervioso autónomo.

Esperar hasta que una mujer quede embarazada para iniciar el proceso de reducción general de inflamación no es una buena estrategia, ya que lograr un estado inferior o normal de citoquinas inflamatorias puede tomar tres o más meses, y tanto la rifaximina como la estimulación del nervio vago están contraindicadas en el embarazo, y la suplementación con inulina es menos efectiva en adultos...

Un mayor consumo dietético de aceite de oliva y pescado como parte de la dieta mediterránea durante la primera infancia están asociados con resultados neuroconductuales favorables. No existe razón para creer que el aceite de oliva y el aceite de pescado recomendados en el Protocolo Nemechek®, no brindarían los mismos beneficios.

La rifaximina que prescribo a mis pacientes adultos para revertir el sobrecrecimiento bacteriano intestinal no es una opción de tratamiento durante el embarazo, ya que no está aprobado su uso durante el embarazo o la lactancia.

La reducción de la inflamación general antes del embarazo puede mejorar las tasas de fertilidad, y limitar complicaciones relacionadas al embarazo como lo son la preeclampsia y el aborto espontáneo. La suplementación con aceite de pescado y aceite de oliva también puede aumentar la resistencia neurológica de la madre contra los intensos estresores físicos y psicológicos que acompañan el parto.

Asegurarse de que una mujer no tenga un crecimiento bacteriano significativo, y complementar su dieta con el balance adecuado de ácidos grasos omega-3 y omega-6 a través del Protocolo Nemechek® le será de mucha utilidad en la maximización de sus posibilidades de tener un embarazo saludable y libre de complicaciones.

Consideraciones Durante El Embarazo

La inflamación puede emplear un rol en la afectación del desarrollo neurológico del niño antes del nacimiento, mientras aún se encuentra en formándose dentro del útero. La exposición excesiva del feto a niveles elevados de citoquinas proinflamatorias, es un factor contribuyente importante que también podría determinar la presencia o el nivel de gravedad del autismo u otros trastornos del desarrollo, presentes al nacer.

Las fuentes de exposición a citoquinas proinflamatorias durante el embarazo pueden incluir, el desequilibrio de las bacterias intestinales de la madre, la ingesta inadecuada de ácidos grasos omega-3 y omega-6, la exposición al humo del tabaco, la contaminación del aire en áreas urbanas, la enfermedad periodontal, así como la ingesta excesiva de AGEs (productos finales de glicación avanzada, por sus siglas en inglés).

Después del nacimiento, el exceso de citocinas proinflamatorias puede interrumpir el desarrollo neuronal normal de un niño e inhibir al cerebro de reparar lesiones comunes ocasionadas por trauma físico, emocional, químico e inflamatorio.

Mejorar la Transferencia de Ácidos Grasos Omega-3 durante el Tercer Trimestre

Durante el embarazo, la madre transferirá la mitad de todas sus reservas de ácidos grasos omega-3 a su hijo durante el tercer trimestre. Esta transferencia proporciona al niño los ácidos grasos omega-3 necesarios para el desarrollo neurológico normal durante su primer año de vida. Esto también indica lo importante que es el suministro de ácidos grasos omega-3 para un desarrollo saludable.

La importancia de los ácidos grasos omega-3 es tan significativa que el hijo de una madre que recibe suplementos con altas dosis de ácidos grasos omega-3 provenientes del aceite de pescado, dará a luz a un niño con un coeficiente intelectual de casi 10 puntos por encima, que si no hubiese recibido los suplementos.

Si la dieta de la madre es baja en ácidos grasos omega-3 y alta en ácidos grasos omega-6, causantes de inflamación, el niño puede experimentar un desequilibrio similar de ácidos grasos omega durante la transferencia que ocurre en el tercer trimestre. El desequilibrio de ácidos grasos omega aumentará aún más el nivel de citoquinas inflamatorias dentro de la madre y el niño, y puede afectar aún más el desarrollo normal del cerebro en el niño.

La suplementación con aceite de oliva virgen extra es fundamental para reducir aún más el estado inflamatorio de la madre durante el embarazo. El aceite de oliva virgen extra contiene altas cantidades de un ácido graso omega-9, llamado *ácido oléico*, que ayuda a bloquear y revertir el daño inflamatorio causado por la ingesta excesiva de ácidos grasos omega-6, así como ácidos grasos saturados, como el ácido palmítico.

Normalmente recomiendo que las mujeres embarazadas bajo mi cuidado complementen con 2,000-3,000 mg de aceite de pescado al día, y que también consuman 2 cucharadas de aceite de oliva virgen extra, certificado por COOC. El alto consumo de aceite de pescado y de oliva es habitual en muchas regiones del Mediterráneo y, como consecuencia natural, se conoce su seguridad durante el embarazo.

Las mujeres embarazadas no deben tomar un aceite de pescado con alta concentración de DHA (los mg de DHA se encuentran en mayor proporción que los mg de EPA). La ingesta predominante de ácidos grasos omega-3, durante la evolución de los peces tuvo mucho más EPA que DHA. Aunque es incierto si es biológicamente importante, se recomienda consumir un aceite de pescado con una concentración relativamente más alta de EPA durante el embarazo (los mg de EPA son mayores que los mg de DHA) para ayudar a imitar nuestra exposición evolutiva.

Mejoramiento del Equilibrio Bacteriano Intestinal Durante El Embarazo

Para mejorar el equilibrio intestinal durante el embarazo, recomiendo a mis pacientes complementar, de ser necesario con inulina vegetal prebiótica de venta libre. Aunque no es tan eficaz como la rifaximina, la inulina puede mejorar los síntomas intestinales relacionados al sobrecrecimiento bacteriano, como la diarrea, el ardor de estómago, náuseas y cólicos.

Las opciones de tratamiento para el equilibrio intestinal, durante el embarazo se limitan solo a la fibra de inulina. El uso del antibiótico no absorbible rifaximina, para reequilibrar las bacterias intestinales no se ha estudiado adecuadamente durante el embarazo y nunca se recomienda su uso.

Consideraciones Después Del Parto

Mientras el niño sea capaz de mantener el equilibrio adecuado de las bacterias intestinales, previsiblemente no desarrollarán inflamación, ni producción excesiva de ácido propiónico, que ocurre solo por el sobrecrecimiento bacteriano del intestino delgado.

El sobrecrecimiento bacteriano en un recién nacido podría ocurrir si sus bacterias intestinales son alteradas debido al requerimiento de asistencia en una Unidad de Cuidados Intensivos Neonatales (UCIN, por sus siglas en inglés) como por ejemplo por requerir tratamiento antibiótico durante su estadía entre las multiples causas.

Dado que revertir el desequilibrio bacteriano intestinal y restaurar el equilibrio de ácidos grasos omega-3 a omega-6 revierte muchas de las características clave del autismo, el manejo de estos problemas por adelantado puede teóricamente, ayudar a evitar que el autismo regresivo ocurra en algunos niños.

Si existe alguna sospecha de sobrecrecimiento bacteriano en la madre o hermanos mayores (ya que también estarían colonizados

con la combinación bacteriana de la madre del paciente), generalmente recomiendo suplementar al bebé recién nacido con 1/32 a 1/16
cucharaditas de fibra de inulina en polvo al día.

El aceite de pescado y el aceite de oliva no son necesarios ya que los
ácidos grasos omega adicionales requeridos de cada uno de estos se
proporcionarán a través de la leche materna de la madre, siempre y
cuando ella los esté tomando.

Cuando el niño tiene la edad suficiente para comer alimentos, recomiendo que se complementen además con aceite de pescado y que
sus alimentos se cocinen en aceite de oliva virgen extra certificado
por COOC para protegerlos de los ácidos grasos omega-6, tóxicos que
inevitablemente se filtrarán en su dieta.

Consideraciones Específicas de las Vacunas

Personalmente, apoyo la vacunación de los niños. Solo estoy en
contra de vacunar a los niños *cuando* están experimentando de forma
activa, el sobrecrecimiento bacteriano y *cuando* todavía podrían tener
dificultades para recuperarse de un proceso inflamatorio, debido a
los niveles poco saludables de citoquinas proinflamatorias dentro de
sus cerebros.

Como he discutido en capítulos anteriores, el cerebro puede lesio-
narse a través de lesiones físicas, traumas emocionales, por exposi-
ciones químicas o tóxicas, por la falta de oxígeno, y a través de un alza
de sustancias químicas inflamatorias, llamadas citoquinas proinflamatorias.

Estas citoquinas proinflamatorias son parte de nuestro proceso de
reparación natural.   Estas citoquinas proinflamatorias también
pueden liberarse en otras circunstancias comunes.

En estudios con animales, las cirugías del abdomen o el pecho, las
fracturas de los huesos largos, las infecciones cerebrales y las vacunas
son capaces de alterar la función cerebral, debido a la liberación de
citoquinas proinflamatorias.

Es importante tener en cuenta que cuando las citoquinas proinflamatorias lesionan el cerebro de un ratón sano, con un equilibrio bacteriano intestinal normal, y una ingesta normal de ácidos grasos omega, el ratón es capaz de recuperarse completamente del estrés inflamatorio de la vacuna en pocas semanas.

Si un ratón presenta microglia cebada, y los niveles aumentados de citocinas proinflamatorias por sobrecrecimiento bacteriano, el ratón no se recupera completamente de la lesión de la vacuna, y el daño residual permanece (ver los documentos de Cunningham en el apéndice de Referencias).

El daño residual de la lesión cerebral no reparada contribuye a la lesión cerebral acumulativa que he discutido previamente en este libro.

Las vacunas están diseñadas para imitar la exposición a un agente infeccioso con el fin de crear una reacción inflamatoria e inmunoprotectora. Para que una vacuna sea eficaz, la inflamación que desencadena es parte esencial de la reacción protectora.

Pero dependiendo de la salud cerebral de la persona vacunada, el aumento inflamatorio de citoquinas proinflamatorias de la vacuna puede tener consecuencias no deseadas, como el empeoramiento del sobrecrecimiento bacteriano, retraso en el desarrollo o puede resultar en daño cerebral acumulativo.

Sabiendo que el autismo y el retraso del desarrollo asociado, generalmente no pueden ocurrir sin niveles elevados de ácido propiónico y la inflamación desencadenada por el sobrecrecimiento bacteriano del intestino delgado, la pregunta inevitable es ¿cómo podría la reacción inflamatoria de la vacuna aumentar la probabilidad de autismo, trastornos del desarrollo o lesión cerebral acumulativa?

El debate se ha extendido durante décadas sobre las consecuencias directas e indirectas de las vacunas, en la incidencia del autismo. Mis puntos de vista personales, respecto a el posible papel de las vacunas en la activación del autismo son los siguientes.

La ola inflamatoria comúnmente generada por las vacunas puede ser lo suficientemente fuerte como para interrumpir, incluso temporalmente, la función del sistema nervioso autónomo y puede perjudicar, particularmente la función de la rama parasimpática del sistema nervioso autónomo. El deterioro de la función parasimpática se asocia con una baja motilidad intestinal, siendo este un factor de riesgo para el desarrollo o empeoramiento del sobrecrecimiento bacteriano. El enlentecimiento del peristaltismo intestinal debido a otras situaciones como la anestesia general, la cirugía abdominal, las conmociones cerebrales y algunos trastornos, como la esclerodermia y la insuficiencia renal están asociados a un mayor riesgo de desarrollar sobrecrecimiento bacteriano del intestino delgado.

En mi práctica médica, he sido testigo de la recaída del sobrecrecimiento bacteriano a partir de procesos de vacunación de rutina, en niños y pacientes adultos bajo mi cuidado. Si un niño adquiere una forma leve de sobrecrecimiento bacteriano, a partir de su madre o del uso de antibióticos al principio de su vida, una vacunación más adelante en la vida podría empeorar el sobrecrecimiento bacteriano, y podría fomentar la producción excesiva de ácido propiónico a través de su efecto negativo sobre el peristaltismo. Una vez más, apoyo personalmente la vacunación en los niños. Solo estoy en contra de vacunar a los niños cuando padecen sobrecrecimiento bacteriano y cuando tienen un nivel poco saludable de citoquinas proinflamatorias a nivel cerebral.

El problema entonces se convierte en cuándo un paciente recibe vacunas que salvan vidas que son necesarias, y cómo podríamos mejorar la salud del paciente antes y durante dicha vacunación.

Las vacunas son la única forma de proteger actualmente a los niños de distintas enfermedades mortales para las que no existen otros tratamientos. Las vacunas contra el sarampión y muchas otras enfermedades infantiles han sido un enorme éxito. Sin vacunas, las epidemias masivas volverán a convertirse en la norma mortal.

Como recordatorio, no existen antibióticos para tratar a un niño infectado con sarampión, parotiditis/paperas, rubéola o polio.

Otra consideración importante es el momento de la vacunación. Creo que retrasar la vacunación de los niños unos meses, hasta que sus bacterias intestinales y su estado inflamatorio hayan mejorado con el uso de inulina y ácidos grasos omega-3 del aceite de pescado, ayudaría previsiblemente a estabilizar sus sistemas nerviosos y debería ayudar a minimizar el riesgo de desarrollar autismo, retraso en el desarrollo a futuro y lesiones cerebrales acumulativas.

Para explorar posibles oportunidades preventivas, lógicamente empiezo con las herramientas nutricionales simples, que causan un impacto sobre el autismo y los trastornos infantiles existentes, y las uso proactivamente al iniciar al bebé o niño pequeño a mi cargo, en una suplementación diaria de inulina y aceite de pescado.

Equilibrar las bacterias intestinales con 1/16 a 1/4 cucharadita de inulina en polvo a diario en los pacientes con sospecha de sobrecrecimiento bacteriano, tiene el potencial de disminuir la probabilidad de sobrecrecimiento bacteriano con bacterias productoras de ácido propiónico, producto de la disminución del peristaltismo.

Es la producción repentina de niveles excesivamente altos de ácido propiónico provenientes del tracto intestinal los que saturan el cerebro del niño, y explican por qué algunos padres refieren haber visto a su hijo desvanecerse en un estado estupor dentro de horas o días después de recibir una vacuna. La producción excesiva de ácido propiónico es la causa del escenario clásico de autismo regresivo.

Además, la suplementación de ácidos grasos omega-3 del aceite de pescado y la cocción de todos los alimentos en aceite de oliva virgen extra certificado por COOC, también deben ayudar a cambiar el fenotipo de la microglia dentro del cerebro del niño hacia el fenotipo de microglía M2 que son antiinflamatorias, y ayudan a reparar las lesiones cerebrales.

El aumento de la preponderancia de la microglía M2 reparadora y antiinflamatoria debe permitir que el cerebro del niño se recupere completamente de cualquier lesión cerebral inflamatoria producto de la vacuna.

Después de aproximadamente tres a cuatro meses de protocolo, estimo que la inflamación y la función microglial deben mejorar lo suficiente con la inulina y los aceites para comenzar la vacunación de forma segura.

Admito con facilidad que no existen "estudios en humanos cegados por placebo" para sustentar las recomendaciones preventivas realizadas por mí, contenidas en este capítulo. Mis recomendaciones provienen del razonamiento deductivo y el sentido común de qué si la inulina y el aceite de pescado pueden revertir el daño neurológico subyacente en el autismo y el retraso del desarrollo, entonces los mismos tratamientos tienen una probabilidad razonable de prevenirlos.

Muchos niños con autismo y problemas de desarrollo bajo mi cuidado han seguido adelante y han recibido vacunas de forma segura, utilizando estas recomendaciones.

Pero la realidad que ahora enfrentamos a nivel global es que de repente tenemos una o dos generaciones de niños que están experimentando tasas crecientes de autismo y trastornos del desarrollo que hasta hace poco no habían sido explicadas.

Estos niños y otros que aún no han nacido necesitan ayuda, y creo por el éxito que he visto usando las sencillas herramientas nutricionales del Protocolo Nemechek® que este es un abordaje preventivo que debe considerarse también en el futuro.

21

A VECES LOS MILAGROS OCURREN
HISTORIAS REALES DE RECUPERACIÓN

Microcefalia Y Autismo

Srihan es un niño de nueve años que fue adoptado después de pasar los primeros cinco años de su vida en un orfanato bajo condiciones extremadamente duras. Para complicar las cosas, Srihan también tenía microcefalia, una condición con un cráneo pequeño y un cerebro más pequeño de lo normal. Los niños con microcefalia a menudo sufren de retraso intelectual y del desarrollo. Srihan tuvo graves desafíos de comunicación receptiva y expresiva y una agresividad extrema que requirió el uso un agente antipsicótico potente, la risperidona.

Dentro del primer año del Protocolo Nemechek® Srihan tuvo mejoras sutiles pero significativas, pero experimentó una falla de la inulina en aproximadamente seis meses. Los ciclos mensuales de rifaximina estaban teniendo efectos muy positivos en su agresividad. Aún así, antes del final de cada mes, sufría una recaída del sobrecrecimiento bacteriano intestinal, y su agresividad aumentaba nuevamente.

Iniciar con rifaximina continua fue la clave para Srihan. En un periodo de tres meses, su madre me escribió afirmando que su agresión había mejorado tanto que ahora no se le administraba risperidona, y que casi dejaba por completo la clonidina que se había sido añadida para manejar su ansiedad.

Srihan ahora puede comunicarse verbalmente cuando está molesto, e incluso puede pedir a sus padres que lo ayuden a calmarse a veces. Puede ver un programa de televisión para niños, interactuar adecuadamente con el programa. Puede responder a las preguntas que hacen a los espectadores de forma correcta.

Cuando se le solicita, ahora también es capaz de bajar la velocidad de su charla sin parar. Anteriormente, él preguntaba qué había para la cena una y otra vez durante todo el día, preguntando una y otra vez incluso después de que le dijeran lo que habría para la cena. Ahora dice: "No voy a hablar de ello una y otra vez, lo soltaré".

Ha sorprendido a sus profesores y terapeutas con sus mejoras en los últimos meses. Sus ganancias fueron inesperadas para un niño con microcefalia, especialmente con autismo, debido a su pequeño tamaño cerebral. La madre de Srihan dijo que recibe notas de la escuela casi todos los días sobre sus mejoras milagrosas. Ella está emocionada por su futuro.

La Importancia del Aceite de Pescado y el Aceite de Oliva

Avery es una niña de cinco años de edad, con autismo cuyos padres me dijeron que estaba "iniciada" en el Protocolo Nemechek® ocho meses antes de nuestra primera consulta. Sus padres informaron que Avery experimentó un buen aumento en su nivel de conciencia, un mejor contacto visual y parecía más interesada en interactuar con sus padres y su hermano menor. Pero a pesar de estas primeras ganancias iniciales, no presentó mejoras notables en la comprensión, el habla o en sus niveles de hiperactividad.

Poco después de nuestra primera consulta, me di cuenta de que el problema era que Avery no había "iniciado" el protocolo. Sólo estaba tomando inulina. Nunca había tomado aceite de pescado y aceite de oliva. Sus padres se habían emocionado demasiado al ver el despertar después de iniciar la inulina. Sin embargo, nunca habían leído realmente las razones por las que el aceite de pescado y el aceite de oliva eran tan esenciales para la recuperación.

Le indiqué el aceite de pescado y el aceite de oliva adecuados para Avery. En pocas semanas, su padre me escribió emocionado sobre cuántas ganancias positivas mostró después de iniciar la toma de los aceites. Ella respondía mucho más y estaba más consciente, y caminaba menos utilizando la punta de los pies. Ella aún sufría rabietas, pero se volvieron menos frecuentes y menos intensas. Ahora puede tolerar las transiciones (salir del parque, salir de casa) sin sufrir colapsos emocionales.

Aunque en este libro hablo de lo importante que es equilibrar las bacterias intestinales correctamente, eso es solo un elemento de mi protocolo. Esta paciente es un recordatorio vívido de lo crítico que es tener las dosis adecuadas y las marcas de aceite de pescado y aceite de oliva aprobadas porque la inulina por sí sola no logrará una completa recuperación.

En pocas palabras, El Protocolo Nemechek® requiere bacterias intestinales equilibradas, más aceite de pescado y aceite de oliva, con estimulación del nervio vago añadida cuando una recuperación incompleta es observada.

Los Recuentos Más Altos de Fenol pueden ser de Utilidad

El objetivo principal del Protocolo Nemechek® es reducir la inflamación. Si se reduce lo suficiente, los mecanismos naturales de reparación y rejuvenecimiento del cuerpo vuelven a activarse, y el cuerpo comienza a recuperarse a sí mismo. Todos los componentes individuales del protocolo pueden reducir la inflamación. Sin embargo, las propiedades antiinflamatorias del aceite de oliva solo han sido apreciados con mayor plenitud recientemente, y la siguiente es una historia es un ejemplo de ello.

Naomi es una joven que había experimentado una gran recuperación con el Protocolo Nemechek®, y sufrió una recuperación continua de una amplia gama de desafíos de desarrollo, excepto de su hiperactividad. Estaba recibiendo las dosis adecuadas de aceite de pescado y aceite de oliva, recibiendo cinco minutos de estimulación del nervio vago y rifaximina cíclica mensual. No estaba experimentando una meseta ya que todo se estaba recuperando lentamente, a excepción de su hiperactividad.

No necesitaba aumentar su dosis a rifaximina continua. Esto no ayudaría en este caso, porque pasar de ciclos mensuales de rifaximina a rifaximina continua solo era útil para el manejo de una meseta, cuando todos los aspectos de la recuperación se habían estancado. En el caso de Naomi, todo lo demás parecía estar recuperándose, menos su hiperactividad.

En su caso me parecía que aún había una fuente de inflamación en su vida que estaba interfiriendo con su progreso. Necesitaba bajar su inflamación un poco más. Las fuentes de inflamación que busqué incluían problemas dentales, infecciones crónicas como senos paranasales y deficiencia de vitamina D. Naomi no tenía ninguno de estos problemas, pero su familia informó que usaba una marca de aceite de oliva certificada por COOC, de una gran cadena de tiendas con una concentración de fenol desconocida. Hice que cambiaran el aceite de oliva que utilizaban por un aceite de oliva de gama media, con un recuento de fenol conocido de aproximadamente 350.

Después de tomar el nuevo aceite de oliva durante un mes, la madre de Naomi informó que Naomi podía sentarse por más tiempo durante las comidas y mientras realizaba tareas en línea. Sus maestros también reportaron mejoras cuando ella estaba en clase.

Aunque creo que los aceites de oliva estándar con menores niveles de fenol, son adecuados para su uso por la mayoría de los niños durante la recuperación, en este caso, cambiarse a un aceite con niveles de fenol de rango medio generó el cambio rápido que los padres de Naomi esperaban.

La Toxicidad del Fenol es Real

La historia del exceso de fenoles se entiende mejor justo después de la historia de Naomi y el aumento de los fenoles en su aceite de oliva. Peter es un niño de ocho años que había estado bajo el Protocolo Nemechek® durante 15 meses, y estaba experimentando ganancias significativas en habilidades receptivas. Estaba aprendiendo a socializar con su hermano, había comenzado a mostrar interés en hablar, y había sido capaz incluso de decir algunas palabras.

Después de charlar con otros en Internet, su madre cambió su aceite de oliva de una marca certificada COOC de buena calidad a un aceite de oliva con concentraciones de fenol ultra elevadas, con un recuento total de fenol por encima de 2,000. A los pocos días de iniciar el uso del aceite de oliva con fenol ultra elevado, su hijo experimentó su primer ataque o convulsión. Esa nueva marca de aceite de oliva se suspendió, y sus convulsiones desaparecieron durante casi tres meses hasta que su madre reinició el mismo, aceite de oliva una vez más. Nuevamente, su hijo sufrió su segundo ataque a los pocos días. Aconsejé a su madre que nunca volviera a usar un aceite de oliva con un contenido de fenol ultra elevado en su hijo.

Su madre ha sido víctima de la lógica de "más es mejor" que a menudo falla en la medicina. Los fenoles no son sustancias mágicas que tienen la capacidad ilimitada de mejorar la salud. Los fenoles son, de hecho, compuestos naturales que desencadenan lo que se conoce como estrés hormético. El estrés hormético, también llamado hormesis, es un proceso que mejora la función celular cuando las células son expuestas a pequeñas cantidades de una toxina. En el caso del aceite de oliva, las toxinas son los fenoles.

La concentración de fenol del aceite de oliva tradicional en una dieta mediterránea (menos de 600) crea estrés hermético positivo y estimula las células a repararse y rejuvenecerse. Pero se ha demostrado que cantidades excesivas de fenol (>700) causan daño a los cultivos celulares humanos.

Peter no es el único paciente bajo mi cuidado que ha sufrido convulsiones o ha experimentado un empeoramiento de otras condiciones neurológicas, después de cambiarse a un aceite de oliva con niveles de fenol ultra altos. Aunque entiendo el impulso humano de dar "más" y tratar de acelerar la recuperación, la regla de "más es mejor" a menudo causa más problemas médicamente. No recomiendo el uso de ningún aceite de oliva con fenol ultra elevado.

Antecedentes de Encefalomielitis

Aunque nuestro libro se centra en niños con autismo y otras formas de retraso en el desarrollo, la capacidad del protocolo para permitir que el sistema nervioso se recupere de otro tipo de lesiones neurológicas, es a veces increíble.

Esta historia es sobre Ava. Hasta la edad de cuatro años, Ava se estaba desarrollando normalmente, pero luego ocurrió un desastre. Ava sufrió una fiebre leve seguida de delirio, y finalmente cayó en coma después de dos semanas. Fue diagnosticada encefalitis autoinmune. La trataron con infusiones de inmunoglobulinas, y luego con plasmaféresis para que su sistema inmunológico dejara de atacar su cerebro.

Para cuando vino a mi consulta a la edad de siete años, las terapias solo le habían permitido tolerar estar sentada durante algunas horas. Solo podía mantenerse erguida con una andadera durante algunos minutos, y no podía caminar. Su habla se limitaba a solo unas pocas palabras individuales. Sufría de un severo estreñimiento, y aún necesitaba alimentarse a través de una sonda de alimentación. Sus problemas de vejiga y su salud generalmente débil requirieron hospitalizaciones casi mensuales debido a infecciones del tracto urinario.

Ava inició la inulina, el aceite de pescado y el aceite de oliva administrados a través de su sonda de alimentación, además de estimulación del nervio vago una vez al día. En tres meses, ya no requería de hospitalizaciones frecuentes. Las contracciones musculares de sus brazos y manos comenzaron a relajarse, hasta el punto en que ya no necesitaba inyecciones de Botox. Su habla y vocalización en general desarrollaron más inflexiones y tonos. Anteriormente, había tenido fracturas bilaterales de cadera, y ahora que estaba bajo el protocolo, comenzó a tener más uso y fuerza en sus piernas.

Creían que estaba completamente ciega desde su primera hospitalización a los 4 años de edad. Aún así, una reciente prueba de potenciales evocados visuales (una prueba de la visión que evalúa desde la retina hasta la corteza occipital) indicó que su visión podría, de hecho, estar volviendo. A medida que pasaba el tiempo, sus padres sorprendían a Ava siguiéndolos con la mirada, a ellos o a alguno de sus hermanos, mientras se movían por una habitación.

Después de unos meses más, los padres y yo decidimos ser más agresivos en el tratamiento de su SIBO para maximizar su recuperación. Cambiamos la inulina a ciclos mensuales de rifaximina mientras continuaba con el consumo de aceite de pescado, aceite de oliva y la estimulación del nervio vago. En una oportunidad, su estimulador del nervio vago dejó de funcionar, y su madre notó que sus dolores de estómago y vómitos comenzaron a reaparecer de inmediato. Poco después de reanudar las terapias con el estimulador del nervio vago, sus dolores de estómago y vómitos cesaron.

A medida que sus contracciones musculares se detuvieron y su fuerza mejoró, Ava comenzó a caminar usando un andador. También había recuperado suficiente movimiento en sus manos para poder alimentarse y estaba aprendiendo a masticar. Su capacidad para deglutir mejoró a tal punto que comenzó a tener la mayor parte de su ingesta calórica por vía oral, en lugar de a través de su sonda de alimentación.

Las vocalizaciones de Ava continúan mejorando. Ahora puede decir " mamá "y otros sonidos como "ish" junto con una amplia variedad de distintos tonos, volúmenes y longitudes de fonación. Todas estas mejoras se han producido en los nueve meses desde que inició e el protocolo.

Recientemente, ella puede subir las escaleras hacia su dormitorio, sin ayuda. Ava continúa alcanzando a sus compañeros en peso y altura, su visión continúa mejorando y no ha vuelto a ser hospitalizada.

Estimulación Del Nervio Vago Dos Veces Al Día

Jerry es un chico de quince años de edad que inició el Protocolo Nemechek® a la edad de doce años. Había desarrollado un grado bastante severo de autismo regresivo, poco después de su primer cumpleaños. Experimentó algunas mejoras de vez en cuando con distintos esfuerzos de tratamiento (Analisis Conductual Aplicado o ABA por sus siglas en inglés, terapia del lenguaje, biomédica). Aún así, no experimentó ganancias significativas y consistentes hasta que inició mi protocolo y le fueron administrados ciclos mensuales de rifaximina.

Después de dos años en tratamiento con ciclos mensuales de rifaximina junto con aceite de pescado, aceite de oliva y estimulación del nervio vago una vez al día, experimentó mejoras dramáticas en comprensión, madurez, socialización y habla. El único problema era que, aunque podía responder preguntas y conversar con bastante claridad y facilidad, solo lo hacía si otros iniciaban la conversación. Parecía incapaz o poco dispuesto a iniciar una conversación.

A este punto, él estaba esencialmente bajo el protocolo completo para niños (El Protocolo Nemechek® para los adultos posee elementos adicionales), y su capacidad conversacional fue el único aspecto que no mejoró. Decidí reducir su inflamación aún más, aumentando su estimulación del nervio vago a dos o tres veces al día.

En dos meses, Jerry pasó a ser un "conversador", que parecía querer hablar de muchas cosas. Sus padres estaban encantados, y su padre dijo: "A veces desearía que se mantuviera un poco callado nuevamente, lo que me hace pensar que ahora es un típico adolescente feliz."

Comportamiento Agresivo

Jackson es un niño de diecisiete años que regresó al autismo alrededor de la edad de dos años. Como hacen muchos niños, obtuvo algunos beneficios con Analisis Conductual Aplicado (ABA) continuo y a largo plazo, así como con otras terapias. Sin embargo, a medida que evolucionaba hacia su adolescencia, se volvió más y más agresivo y se enojaba fácilmente. Ahora que era del tamaño de un hombre adulto, sus eventos agresivos incontrolables lo pusieron a él y a los que lo rodeaban en un riesgo obvio. Jackson había probado varios medicamentos para controlar sus arrebatos. Aun así, todos parecían hacer su comportamiento aún más errático.

Después de que su madre leyera sobre el protocolo en Facebook, comenzó el Protocolo Nemechek® con aceite de pescado, aceite de oliva y gomitas de inulina. Ella pensó que él estaba más alerta en un par de días y parecía estar genuinamente más feliz, algo que no había visto en muchos años desde que comenzó la agresividad. Sus arrebatos habían disminuido drásticamente en ocho semanas, pasando de uno o dos eventos por día a solo unos pocos por mes.

Desafortunadamente, como sucede a menudo en niños mayores que usan inulina en el protocolo, los arrebatos enojados y agresivos de Jackson comenzaron a aumentar nuevamente. Sentí que era porque una vez más tenía bacterias excesivas colonizando su intestino delgado, un signo seguro de fallo de inulina. Debido al peligro potencial que sus arrebatos representaban para él y para quienes lo rodeaban, los padres y yo decidimos saltarnos los ciclos mensuales de rifaximina y pasar directamente a la rifaximina diaria y continua. Esta resultó ser la decisión correcta para Jackson.

En pocos meses, el habla de Jackson se estaba volviendo cada vez más audible y compleja. Estaba empezando a mostrar lo inteligente que era con el tipo de preguntas que hacía. Su personalidad única estaba empezando a mostrar, al igual que su sentido del humor. Su recién desarrollado control de impulsos le permitió adaptarse a los cambios que la pandemia causó en su rutina.

Me complace informar que vi a Jackson de nuevo poco antes de terminar esta edición del libro. Me complace decir que sigue mejorando, y sus arrebatos se han detenido por completo. Ya no está atrapado en bucles obsesivos, y su ansiedad es mejor. Sus comportamientos de autoestimulación han desaparecido, y está mucho más relajado mientras socializa con personas conocidas. Sus padres informan ver más y más características neurotípicas que aparecen todos los días. También está sobresaliendo en la escuela a un ritmo que lo hace ponerse rápidamente al día en matemáticas y habilidades de lectura. Incluso ha empezado a hablar de tener novia.

Todavía me sorprende diariamente lo capaz que es el sistema nervioso de recuperarse siempre y cuando mantengas el cerebro en un ambiente sano y no inflamado.

Mejor sin ABA

James es un niño de seis años con autismo que había estado en el Protocolo Nemechek® durante unos dieciocho meses cuando la pandemia golpeó en la primavera de 2020. Al igual que otras escuelas, en la escuela de James, su trabajo con terapeutas fue suspendido.

Mientras hablaba con sus padres durante una de nuestras conversaciones, sus padres estaban preocupados de que su recuperación pudiera detenerse sin la ayuda de los terapeutas. Durante la primera primavera de la pandemia, tuve conversaciones similares con otros padres cuyos hijos autistas también tuvieron sus sesiones escolares y de terapia suspendidas.

Pasaron unos meses, y tuve otra consulta de seguimiento con los padres de James. Se sorprendieron por la extensión de su recuperación continua en la ausencia de asistir a sus sesiones de terapia formal. No solo había seguido mejorando en su comunicación verbal, sino que ahora estaba buscando a su hermano menor para jugar. Había aprendido muy rápidamente a andar en bicicleta. Las ganancias continuas e incluso aceleradas de los niños a pesar de interrumpir las sesiones de terapia me fueron reportadas por muchos otros padres.

Nada de esto fue una gran sorpresa para mí. Durante varios años, he observado que los niños con autismo obtienen ganancias fantásticas una vez que las bacterias intestinales se han reequilibrado y se ha eliminado el estupor del ácido propiónico. Mi sensación general es que la capacidad de hablar y socializar están codificados genéticamente en nuestra especie, no es diferente de las aves que saben cómo construir un nido sin ser enseñadas. Una vez que se suprime la inflamación y comienza el proceso natural de desarrollo del cerebro, el habla y la socialización seguirán.

Cuando las escuelas comenzaron a reabrir en el otoño del mismo año, me sorprendió el número de padres que informaron que los logros de sus hijos parecían disminuir. En algunos casos, el progreso casi se detuvo una vez que se reintrodujeron sus terapias anteriores. No se trataba de una observación general, sino de un número significativo de padres.

Dadas las diversas circunstancias, algunos niños parecen disfrutar y beneficiarse de sus sesiones de terapia renovadas. Pero claramente, otros habían ganado suficiente conciencia y sentido de auto-propósito, que ya no estaban dispuestos a participar. Si encontraban la naturaleza repetitiva de las sesiones tediosa, aburrida, estaban decidiendo activamente no participar.

Una vez que los niños con autismo y problemas de desarrollo comienzan su recuperación, necesitamos reevaluar si las terapias anteriores todavía son necesarias. Comúnmente encuentro nuevos pacientes inscritos en 30 a 40 horas de terapia por semana. Esto equivale a un trabajo a tiempo completo para estos niños. Al igual que los adultos que odian su trabajo, ellos tampoco prosperarán en un entorno desagradable.

"Regresión" por Mordedura de Serpiente Cascabel

Manejar las mesetas y los problemas es difícil cuando el paciente no puede decirle qué está mal, qué duele o qué sucedió. Algunas cosas capaces de desencadenar una meseta son una sorpresa tanto para los padres, como para mí, por lo que cuando todo lo demás falla, examine a su hijo para detectar lesiones físicas ocultas.

Dallas es un niño no verbal de trece años que había estado en el Protocolo Nemechek® durante dos años. Toleraba la suplementación con inulina, aceite de pescado, aceite de oliva y estimulación del nervio vago una vez al día. Dallas no cumplía con algunas de las dosis de aceite de pescado, por lo que su progreso era lento pero constante.

Sus padres informaron que tuvo una regresión repentina y severa con una gran cantidad de ansiedad. También estaba haciendo siseos y sonidos extraños, como una serpiente. Sus padres lo examinaron. Al encontrar una serie de marcas en su cuerpo, lo llevaron inmediatamente a emergencias para recibir atención medica. Se determinó que Dallas había sido mordido por una serpiente de cascabel mientras jugaba en su patio. El era incapaz de comunicar su herida potencialmente mortal a sus padres

Durante el tiempo inmediatamente después de la mordedura, pasó por una breve fase en la que se mordió a sí mismo y se mostraba desafiante respecto a sus clases en línea. Dallas se recuperó completamente de la mordedura de la serpiente de cascabel. Es casi capaz de hablar, es capaz de jugar imaginativamente, tiene mejor caligrafía y ha aprendido a andar en bicicleta.

Conmoción Cerebral Causa Fallas en la Dosis Mensual De Rifaximina

Anastasia es una niña de ocho años con un antecedente de autismo marcado por episodios de agresividad severa (tipo de furia al volante). Ella podía lastimarse a si misma mordiendo su propia mano o golpeando su cabeza contra el piso, además de que había comenzado a intentar morder a su madre y su hermana al estar cerca de ellas. Estos episodios comenzaron a mejorar después de iniciar el Protocolo Nemechek® con inulina. Sin embargo, después de nueve meses, la inulina comenzó a fallar, y alcanzó una meseta. En este punto, empecé a darle ciclos mensuales de diez días de rifaximina dos veces al día.

Como esperaba, los episodios de agresión comenzaron a disminuir en frecuencia e intensidad. Después de 10 meses, su agresión había disminuido por completo, y estaba experimentando sólidas mejorías en el habla, la función motora y la comprensión.

El otoño pasado, Anastasia estaba corriendo por la casa, se resbaló y se golpeó la cabeza contra un piso de baldosas. Ella presentó hinchazón y hematomas en el sitio de la lesión, y tenía un dolor evidente. Parecía recuperarse sin problemas y su comportamiento inmediatamente después de la lesión no cambió.

Pero unas dos semanas más tarde, su madre comenzó a notar que la agresión de Anastasia y la ira furiosa comenzaron a reaparecer. Empezó a gritar y llorar durante largos períodos cuando nadie podía consolarla. Sus padres temían que se lastimara por patear las paredes y las puertas.

En general, el cambio notable en el comportamiento de una lesión en la cabeza de un niño ocurre dentro de unos pocos días, no dos semanas después. Una tomografía computarizada repetida de la cabeza excluyó la presencia de un hematoma subdural, que es una hemorragia entre el cerebro y el cráneo que puede causar síntomas varias semanas después de una lesión.

No hubo otros problemas intervinientes, como una infección sinusal, problemas dentales o desafíos psicológicos obvios que explicaran el empeoramiento de su comportamiento. Creía que sus arrebatos de ira eran causados por una recaída de sus bacterias intestinales.

El trauma al sistema nervioso puede retrasar la motilidad del tracto intestinal, lo que aumenta el riesgo de recurrencia de sobrecrecimiento bacteriano. Debido a la motilidad más lenta del tracto intestinal, su sobrecrecimiento bacteriano recaía aún más rápidamente, y su tratamiento mensual de rifaximina no controlaba el sobrecrecimiento. La recurrencia de sus arrebatos de ira no fue causado directamente por las lesiones cerebrales, sino indirectamente por el sobrecrecimiento bacteriano en su intestino delgado.

Simplemente cambiando el régimen de rifaximina de Anastasia de ciclos de diez días a un régimen continuo detuvo sus arrebatos de ira.

Voy a hacer la transición de nuevo a cursos mensuales de diez días de rifaximina después de tal vez, seis meses.

Empeoramiento del Comportamiento a Causa del Dolor

Aarav es un niño de diez años que conocí en 2019 después de tomar algunos ingredientes del Protocolo Nemechek® desde 2018. Anteriormente, había estado obsesionado con mantener cerradas todas las puertas y gabinetes de toda su casa. Si algún miembro de la familia abría la puerta para entrar o salir de una habitación, chillaba, corría hacia la puerta y la cerraba. Si su madre o su padre necesitaban abrir o un armario de cocina, él hacía lo mismo y lo cerraría. Sus comportamientos fueron tan disruptivos que la familia retiró las puertas de las principales áreas de estar y eliminó todos las puertas de los gabinetes de la cocina y el baño que Aarav usaba.

Después de tres o cuatro meses bajo el protocolo, estos comportamientos se habían detenido casi por completo. Algunas de las puertas de las habitaciones y de los gabinetes fueron capaces de ser devueltas a su sitio. Luego de dieciocho meses en el protocolo, La comprension de Aarav ha mejorado de manera notoria. Aarav estaba jugando con sus hermanos, y su habla había crecido para incluir una amplia variedad de palabras y oraciones de dos a tres palabras.

Pero de repente, en aproximadamente una semana, su obsesión por cerrar las puertas y gabinetes volvió. Me enteré de que tenía una infección de oído, una situación que requiere el uso de antibióticos para eliminar la infección. Más cosas estaban sucediendo, y pronto nos enteramos de como una fuente oculta de inflamación estaba desencadenando sus síntomas.

Mientras le eran administrados antibióticos, también tomó Motrin (ibuprofeno) para controlar su dolor e inflamación. Mientras tomaba el Motrin, sus movimientos pélvicos y otros comportamientos disminuyeron. Cuando la dosis de Motrin se redujo más adelante, la familia notó que volvió a presentar ciertos comportamientos, volvió a realizar movimientos pélvicos y a golpearse la cabeza.

Finalmente descubrimos que Aarav también tenía una infección dental. Mantuvimos la administración de Motrin hasta que pudiera ir al dentista para su procedimiento dental. Después de someterse a una cirugía dental menor, reinicié sus cursos mensuales de rifaximina de 10 días. Su comportamiento comenzó a mejorar dramáticamente, y ahora está de vuelta en el camino y logrando mejorías nuevamente.

La inflamación puede interrumpir el progreso de recuperación de un niño y puede provenir de una variedad de fuentes diferentes.

PANS y Presión Arterial Baja

Henri es un joven de 17 años que había sido diagnosticado con síndrome neuropsiquiátrico de inicio agudo pediátrico (PANS por sus siglas en inglés). Henri tuvo una infancia sin complicaciones, excepto por algunas conmociones cerebrales deportivas en la escuela primaria, estreñimiento y ansiedad menor. Henri experimentó un rápido inicio de los síntomas (prácticamente de la noche a la mañana) tres años antes. Se observaron algunas mejoras menores durante el año siguiente, seguidas de unas desmejorías en el año antes de convertirse en mi paciente.

Cuando lo conocí por primera vez, tenía síntomas de sobrecrecimiento bacteriano, como intolerancia a las especias, los tomates e intolerancia a la leche. Se sintió un poco mejor después de iniciar una dieta libre de gluten. También experimentó faringitis estreptocócica recurrente, necesitaba hacer ejercicio para pensar con claridad, tenía problemas para dormir, fatiga durante el día, falta de concentración, sed excesiva y constantemente golpeaba los pies o movía las piernas. En el momento de su primera consulta, él había tomado aproximadamente quince antibióticos u otros medicamentos en el transcurso de los años y actualmente tomaba diecisiete suplementos diarios.

Henri recibió diez días de rifaximina, un régimen a largo plazo de aceite de pescado, aceite de oliva y cinco minutos de estimulación diaria del nervio vago.

Las lesiones comunes en la cabeza en los niños pueden dañar el sistema nervioso autónomo y disminuir la presión arterial en el cerebro, una afección conocida como hipoperfusión cerebral. Si el niño tiene niveles relativamente bajos a normales de inflamación, pueden reparar rápidamente la lesión. Pero supongamos que el niño está experimentando altos niveles de inflamación por sobrecrecimiento bacteriano. En ese caso, el daño residual de la lesión permanecerá, lo que resulta en una presión arterial cerebral más baja de lo normal.

Henri, como la mayoría de los niños, experimentó algunos traumas cerebrales, y el daño acumulado causó una disminución significativa en su presión cerebral. Recomendé ponerle midodrina para ayudar a aumentar la presión cerebral, y sus síntomas mejoraron considerablemente.

Sus síntomas de presión arterial cerebral baja fueron la razón por la que podía pensar más claro si se movía constantemente, como al hacer ejercicio o caminar, mover sus pies y piernas, o consumir líquidos o alimentos altos en sal o azúcar.

A pesar de ser un adolescente, Henri estaba más consciente después de comenzar el protocolo. Se rió y actuó casi como un "marinero borracho" durante unos días después de comenzar su primera ronda de rifaximina. Notó su comportamiento Obsesivo Compulsivo, y pudo expresar que no sabía por qué hacía esas cosas. Dijo que realmente no recordaba ir a la escuela o tener amigos en la escuela. Podía recordar detalles de la escuela primaria, pero no tenía recuerdos claros de asistir a la escuela secundaria.

El SIBO de Henri recayó tan rápido, y le prescribí ciclos mensuales de rifaximina para controlar las recaídas durante un año. Fui capaz de reducir completamente su midodrina y, en última instancia, las rondas programadas de rifaximina. Henri asistió a clases académicas avanzadas, aprendió a conducir un automóvil, consiguió una novia y comenzó a montar a caballo de nuevo.

La última vez que hablé con Henri, dejó todos sus medicamentos, y me dijo que yo era el primer médico que realmente lo había ayudado.

Tics, Pérdida del Habla y de la Función Motora

Stefano era un jugador de fútbol americano neurotípico de secundaria que vino a verme por " dolor de tobillo y pierna." Se había lastimado la pierna durante la práctica de fútbol, y había desarrollado un dolor nervioso hipersensible.

Stefano fue confinado a una silla de ruedas en su primera visita, exhibiendo tics incontrolables con movimientos agitados de brazos y piernas. Sólo podía comunicarse verbalmente con unos sonidos como "muh-muh-muh" y "bub-bub-bub." Su padre explicó que había sido un típico niño hasta su lesión de fútbol que nunca había sanado completamente.

Había estado sanando de su lesión en el tobillo hasta que un proveedor de atención médica alternativo le indicó probióticos de venta libre para problemas intestinales menores. Una vez iniciado los probióticos, Stefano desarrolló tics y perdió la capacidad de caminar y hablar. No podía asistir a clase y había visto a varios otros médicos que estaban desconcertados por su desmejoría. A sus padres se les dijo que esto debía ser algún tipo de problema neurodegenerativo que solo empeoraría.

Sospeché que las bacterias probióticas habían afectado por los motivos antes descriptos el funcionamiento de su sistema nervioso. Hice que su padre suspendiera los probióticos de y comenzara con un curso de diez días de rifaximina, aceite de pescado y aceite de oliva.

Veintiséis días después, su madre llamó para decirle a mi esposa Jean, que su hijo estaba completamente recuperado. De hecho, estaba "perfecto". Su madre dijo que había respondido inmediatamente al protocolo, y sus tics habían cesado. Ya estaba caminando, hablando y volviendo a asistir a la escuela de nuevo. Jean le pidió que por favor enviara un video de Stefano para que pudiéramos verlo por nosotros mismos. De hecho, estaba completamente recuperado y no tenía síntomas persistentes.

Agregué esta historia para resaltar por qué tengo reglas simples y absolutas para mis pacientes, como no probióticos o vitaminas o suplementos adicionales. Si un suplemento puede quitarle a un atleta adolescente típico la capacidad de caminar y hablar, desencadena tics y movimientos incontrolables. Entonces uno también podría prevenir la curación o retrasar la recuperación del niño que ya experimenta autismo o retrasos en el desarrollo.

Las Convulsiones Mejoran

Grant tiene veinticinco años con antecedentes de autismo, convulsiones, dolores de cabeza y tratamiento previo para tratar Giardia (un parásito) que empeoró sus problemas intestinales y otros síntomas.

Grant se convirtió en mi paciente en 2019 y le fue administrado aceite de pescado y de oliva a diario, más rifaximina mensual. Poco después de comenzar su primer curso de rifaximina, pudo comer una variedad de alimentos y su estreñimiento mejoró por completo. Sus dolores de cabeza no habían mejorado, pero tenía problemas con las muelas del juicio.

Una vez al día, la estimulación del nervio vago se añadió después de un mes en el protocolo, y sus convulsiones se detuvieron. Grant lo hizo muy bien con una buena adherencia a su aceite de pescado, bebiendo dos cucharadas de aceite de oliva y cocinando con aceite de oliva y estimulación del nervio vago. Todavía estaba tomando algunos suplementos porque su madre dudaba en dejarlos. No ha tenido ninguna convulsión desde el inicio de la estimulacion del nervio vago. En las últimas semanas, su intolerancia a la comida y el estreñimiento se resolvieron.

Cuatro meses más tarde, todavía estaba usando su estimulador del nervio vago constantemente y no tuvo nuevas convulsiones. Pero el cumplimiento del protocolo había fallado. Sus padres me dijeron que solo tomaba su aceite de pescado tres o cuatro días a la semana. Todavía estaban cocinando con aceite de oliva, pero ya no tomaba las cucharadas adicionales de aceite de oliva. Estaba teniendo dolores de cabeza de nuevo, y los problemas de alergia estacional habían regresado. Prescribí otro curso de 10 días de rifaximina e insté el cumplimiento diario de los ingredientes del protocolo.

Seis meses más tarde y Grant todavía estaba usando su estimulador del nervio vago y se mantuvo libre de convulsiones. Inesperadamente, su madre detuvo su aceite de pescado y de oliva y reinició sus suplementos anteriores porque tenía dolor de dientes. Sus dolores de cabeza y alergias empeoraron, y su madre también había comenzado a darle un medicamento homeopático adicional para la alergia. Grant todavía estaba libre de convulsiones, pero ahora tenía una ansiedad intensa, y ahora estaba teniendo episodios donde se golpeaba a sí mismo en la cabeza.

Las muelas del juicio de Grant fueron extraídas poco después, y su madre detuvo los suplementos adicionales y reinició el Protocolo Nemechek®. Grant se sintió mejor casi inmediatamente después de comenzar con rifaximina.

Dos años más tarde, Grant sigue libre de convulsiones y se mantiene apegado al protocolo. Ahora puede tolerar volar en un avión, no tiene dolor de cabeza y ya no es autolesivo. Hemos reducido la rifaximina a la necesaria para los trastornos intestinales. En los días en que siente que su ansiedad aumenta, es tratado con una sesión adicional de cinco minutos.

Autismo, Síndrome de Down y Tono Muscular Disminuído

José es un niño de nueve años con autismo, Síndrome de Down y tono muscular bajo y fue colocado en el Protocolo Nemechek®. Antes de comenzar, no tenía habla, tenía comportamientos sensoriales y de estimulación, y tenía poco interés en su familia o su iPad. Tenía una reacción mínima a su entorno y no mostraría ninguna respuesta incluso si se mojaba los pantalones.

Sus padres comenzaron lentamente con inulina, aceite de pescado y cocinar en aceite de oliva. Comenzó a hacer contacto visual, señalando cosas, y hubo una ligera disminución en sus rabietas. Una vez que se convirtió en mi paciente, agregué un curso de diez días de rifaximina debido a su reciente falta de progreso de un posible fallo de inulina.

Sus padres informaron que cumplían estrictamente con darle su aceite de pescado y aceites de oliva. Y como evidencia, trajeron un diario que muestra el minuto exacto de cada día que tomó los ingredientes del protocolo. Tal trazado no es necesario o recomendado, pero sí demostró su compromiso para que su hijo nunca se pierda una dosis. José mostró más interés en su entorno y su iPad. Sin embargo, no hubo ningún cambio en sus comportamientos de agitar las manos, despertarse por la noche o la ira y los arrebatos de rabia en la carretera.

En su seguimiento de cuatro meses, agregué estimulación del nervio vago una vez al día. El terapeuta de José señaló que comenzó a hacer "excelentes progresos" en los meses siguientes. La coordinación de José mejoró, y él estaba tratando de hacer sonidos. Aunque todavía tenía rabietas de furia en la carretera, estaban disminuyendo en frecuencia e intensidad.

Cerca del punto de un año, sentí que estaba recidivando con SIBO con más frecuencia de lo que pensábamos, así que le prescribí un curso de doce meses de rifaximina continua. Durante esos doce meses, su coordinación y tono muscular mejoraron dramáticamente. La capacidad de atención de José aumentó, y comenzó a sentarse más tiempo durante períodos más prolongados y para actividades no preferidas. Estaba intentando hablar expresivamente. Ahora podía hacer rompecabezas de 20 y 30 piezas, y puede escribir más de 40 palabras en su iPad. Sus padres todavía estaban trabajando en el entrenamiento para ir al baño, pero ahora reaccionaba si se mojaba los pantalones o derramaba un vaso, e interactuaba con su familia.

José actualmente está recibiendo ciclos mensuales de rifaximina, y sus ganancias han continuado constantemente. Por primera vez, estaba emocionado de abrir sus regalos de Navidad. Su cerebro sigue sanando y madurando, y ahora entiende los chistes, puede cantar con su hermana cuando practica sus lecciones de canto, y ha comenzado a crecer tanto en altura como en peso.

Accidente Cerebrovascular al nacer

Will es un niño de seis años que experimentó un gran derrame cerebral al nacer con daño en el lado izquierdo de su cerebro. Había sido tratado con varios cursos de antibióticos, requirió medicación para el reflujo ácido, tenía deficiencias en el habla y mostraba signos de retraso en el desarrollo. Luego, a los 2 años, comenzó a mostrar características de autismo.

Will comenzó El Protocolo Nemechek® a los cinco años con inulina, aceite de pescado y aceite de oliva. Poco antes de comenzar el protocolo, tuvo una reacción severa a una picadura de mosquito, lo que lo dejó actuando con mucha agresividad, hiperactivo y con comportamientos autolesivos. Su hiperactividad interrumpió el aprendizaje en la escuela, y estaba constantemente saltando en el sofá o en su cama. Era casi imposible que se acostara para ir a dormir.

En enero de 2020, Will se convirtió en mi paciente y viajó a los Estados Unidos para verme antes de que comenzaran las restricciones de viaje por la pandemia. Lo traté con una sola dosis de rifaximina, y su comportamiento autolesivo se detuvo. Sin embargo, todavía tenía hiperactividad y ansiedad leve a la hora de acostarse. También recomendé una vez al día la estimulación del nervio vago, y dentro del primer mes, la conciencia de su entorno aumentó significativamente.

Will había estado exhibiendo cierta agresividad unas horas después de tomar su aceite de pescado al principio, pero dentro de 1-2 meses, lo toleró sin problema. Había comenzado a hablar más, tenía más conciencia, y por lo demás estaba progresando muy bien. Will contrajo varicela. Después de esto, Will parecía tener más ansiedad, y recomendé comenzar ciclos mensuales de rifaximina. Aún así, después de 3 rondas, era evidente que Will parecía recaer sutilmente antes del final de cada ciclo.

Para el otoño de 2020, estaba claro que su SIBO estaba recidivando a un ritmo que necesitaba rifaximina continua durante un mínimo de doce meses. Hoy en día Will sigue teniendo una mejor conciencia, menos hiperactividad, duerme mejor y sigue experimentando mejorías. Después de completar doce meses de rifaximina continua, planeamos reducirlo al régimen de dosificación mensual de rifaximina de diez días.

Soplando una Vela de Cumpleaños

Colton tenía cinco años cuando comenzó el Protocolo Nemechek®. Tenía poca concentración, retraso en el desarrollo, poco interés en su entorno, una dieta limitada y era completamente no verbal. Comenzó con inulina, aceite de pescado y aceite de oliva. A medida que su conciencia aumentaba, se interesó más en su entorno hogareño e incluso quería pasar más tiempo al aire libre.

En los primeros meses, comenzó a responder a su nombre y seguir órdenes de un solo paso. Aprendió a decir algunas palabras como "mamá" y "adiós" y "hola", pero todavía no tenía un lenguaje significativo.

Al final de los primeros seis meses, su apetito mejoró, comió una mayor variedad de alimentos, y no había más alimentos no digeridos en las heces. Su comprensión mejoró, y pudo cumplir órdenes de dos pasos y reconocer a los miembros de la familia y a los visitantes de su casa. Todavía no jugaba con sus juguetes y parecía tener más episodios de ira al volante, y a veces tiraba del pelo de su hermana pequeña. Empecé con estimulación del nervio vago una vez al día, así como rifaximina cíclica. Sus ganancias eran constantes, pero era evidente que estaba recidivando antes de que se hubiese cumplido la siguiente ronda de rifaximina. En consecuencia, prescribí doce meses de rifaximina continua.

Al final del primer año, Colton ha mostrado una gran mejoría en su retraso del desarrollo. Su habla ha mejorado a oraciones complejas, y está leyendo en su iPad. Su función motora fina ha mejorado considerablemente, y Colton podía abrir y cerrar puertas y descubrió que le gustaba ponerles seguro. Su comprensión continúa mejorando, y puede entender juegos complejos y rompecabezas, y escucha y sigue instrucciones. A medida que su imaginación crecía, aprendió a jugar apropiadamente con su hermana y ya no era agresivo ni tiraba de su cabello.

Recientemente Colton tuvo conciencia de su propio cumpleaños, por primera vez. Estaba emocionado por su cumpleaños y finalmente había aprendido a soplar las velas de su pastel por primera vez. Él continúa presentando mejorías constantes en todas las áreas y realizó la transición a una escuela regular en el otoño.

Sordera Desde El Nacimiento

Grace es una joven de 28 años que había caído en el autismo alrededor de la edad de dos años. Era hipoacúsica desde su nacimiento y tenía un retraso significativo en el desarrollo. Podía hacer algo de lenguaje de señas, pero tenía problemas para mover las manos, y tenía problemas motores y de equilibrio. A menudo derramaba alimentos y bebidas y parecía no saber porqué había hecho esas cosas, nunca limpiaba su desorden. A menudo se "desconectaba" y no respondía. Era pequeña para su edad, pesaba alrededor de 32 kg, con muchas intolerancias alimentarias y un miedo intenso a comer cualquier alimento verde.

Sus padres le dieron inulina y aceite de pescado y suspendieron los probióticos que había tomado durante años. Sus padres la trajeron a verme ya que recientemente había comenzado a reaccionar a los ruidos. En toda su vida, nunca había respondido a los ruidos. Sin embargo, no había ninguna razón anatómica para su sordera, por lo que querían probar rifaximina a pesar de su edad.

Le prescribí un tratamiento de diez días de rifaximina, y fue tratada intermitentemente durante el primer año. Durante ese año, Grace tuvo una mejora significativa en sus habilidades de comunicación; comenzó a hacer sonidos y luego decir palabras y aprendió a usar un tablero de letras. Comenzó a responder a las personas con una combinación de respuestas verbales y escritas, y ya no necesitaba mirar sus labios para entender lo que le estaban diciendo.

Su intolerancia alimentaria desapareció, ya no le temía a la comida verde y comenzó a ganar peso e incluso a crecer en altura (sé que esto no debería suceder a esta edad). Su equilibrio y marcha mejoraron. Tenía más energía, menos ansiedad y más calma en la transición al salir de su casa. Comenzó a poner la mesa para la cena, hacer bebidas para todos, limpiar derrames y rellenar vasos de agua durante las comidas.

Grace fue solo uno de varios de mis pacientes que experimentaron una mejora en su audición. Otros han reportado de manera similar una mejor visión o finalmente desarrollaron un sentido del olfato como adultos jóvenes. Aunque los padres de Grace estaban encantados con su progreso, optaron por no agregar estimulación del nervio vago para tratar de expandir su nivel actual de recuperación.

22

LA ESPERANZA ESTÁ EN EL HORIZONTE

E l cerebro humano tiene una enorme capacidad de reparación y rejuvenecimiento. La microglia dentro del cerebro está demostrando ser capaz de reiniciar su tarea de poda sináptico-neuronal incluso después de muchos años de estar en un estado de parálisis inflamatoria.

La reducción sustancial de citocinas proinflamatorias dentro del cerebro es todo lo que es necesario para que el proceso normal de maduración y reparación cerebral comience de nuevo.

También estamos empezando a entender que una vez que los genes humanos se activan por la inflamación, y que se pueden apagar de nuevo una vez que el entorno inflamatorio dentro del cuerpo se reduce significativamente.

Mi consejo es el mismo para todos mis pacientes y sus padres. Haga todo lo posible para ser paciente, por dar al Protocolo Nemechek® y mi abordaje general para reducir la inflamación una oportunidad, y para adoptar una mentalidad de maratón (no carrera) porque la recuperación del cerebro requiere tiempo, constancia y esfuerzo.

Debido a que el camino hacia la recuperación de muchas afecciones médicas a menudo es de cinco pasos hacia adelante, y luego a veces uno o dos pasos hacia atrás, comparamos el comportamiento de hoy con el comportamiento de un niño que fue meses o años antes.

Comparar hoy con ayer solo servirá para poner a los padres en una montaña rusa emocional, y posiblemente podría llevar a los padres a tomar algunas decisiones incorrectas para su hijo. Las neuronas dentro del cerebro humano, al igual que el crecimiento del cabello, solo pueden crecer y cambiar a determinada velocidad.

Una vez que se suprime la inflamación, creo que todo lo que se requiere para la recuperación continua es un buen régimen de supresión de la inflamación sólida y paciencia. Recuerde, las neuronas dentro del cerebro humano, como su cabello, crecen lentamente y, por lo tanto, la mejoría de su hijo se producirá lenta pero constantemente.

APÉNDICE

MARCAS APROBADAS POR EL PROTOCOLO NEMECHEK

Inulina

• Nemechek Blue Organic Inulin - disponible en Nemechek-Blue.com

• Inulina de NOW Foods - disponible en múltiples tiendas minoristas físicas y online

• Fiber Choice®

• Phillips' ® Fiber Good® Gummies

Aceite de Pescado

• Nordic Naturals Ultimate Omega líquido o en cápsulas - disponible en múltiples tiendas minoristas físicas y online

• DHA-500 de NOW Foods - disponible en múltiples tiendas minoristas físicas y online

Aceite de Oliva Virgen Extra (AOVE)

• Nemechek Gold AOVE - disponible en NemechekGold.com

- Otras marcas de AOVE certificadas por la COOC - el listado se encuentra disponible en la página COOC.com

GUÍA DE REFERENCIA PARA LA DOSIFICACIÓN

Información de Dosificación para Niños:

Recomiendo iniciar todos los ingredientes al mismo tiempo o tan pronto como los tengan disponibles. Un abordaje en la modificación es iniciar a los niños solo con los aceites de pescado y oliva durante las primeras 4 semanas, y luego iniciar la inulina o rifaximina. El retraso permitirá que los aceites saturen por completo el cerebro y estén listos para apoyar la recuperación una vez que el sobrecrecimiento intestinal se revierta con inulina o rifaximina.

Ingrediente #1 - Dosis Diaria de Aceite de Oliva Virgen Extra

Use diariamente solo aceite de oliva crudo, sin cocer, certificado por la COOC, ya sea directamente como medicina o mezclado con alimentos o bebidas. La cantidad mínima de aceite de oliva se indica a continuación.

- Si es menor de 4 años de edad, administre de ¼ - ½ cucharadita (1.25 - 2.5 ml) de AOVE diariamente
- Si tiene entre 4 y 8 años, de a tomar 1 cucharadita (5 ml) de AOVE al día
- Si tiene entre 9 y 12 años, de a tomar 2 cucharaditas (10 ml) de AOVE al día
- Si tiene entre 13 y 17 años, de a tomar 1 cucharada (15 ml) de AOVE al día
- Si tiene 18 años o más, de a tomar 2 cucharadas (30 ml) de AOVE al día

Ingrediente # 2 - Dosificación de Aceite de Pescado Líquido

- Utilice la versión líquida de aceite de pescado comercializado por Nordic Natural llamado Ultimate Omega (NNUO)
- Si es menor de 4 años de edad, de a tomar un 1/8 de cucharadita (0.6 ml) de aceite de pescado al día
- Si tiene de 3 a 5 años, de a tomar un 1/4 de cucharadita (1.25 ml) de aceite de pescado al día
- Si tiene entre 6 y 10 años de edad, de a tomar 1/2 cucharadita (2,5 ml) de aceite de pescado al día
- Si tiene entre 11 y 14 años, de a tomar 1 cucharadita (5 ml) de aceite de pescado al día, o de 2-3 tabletas de DHA-500 (NOW Foods)
- Si tiene entre 15 y 17 años, de a tomar 2 cucharaditas (10 ml) de aceite de pescado al día o 4-5 tabletas de DHA-500 (NOW Foods)
- Si tiene 18 años o más, d e a tomar 1 cucharada (15 ml) de aceite de pescado al día o 6 tabletas de DHA-500 (NOW Foods)

Ingrediente # 3 - Equilibrar las Bacterias Intestinales

La inulina y el medicamento prescrito rifaximina (Xifaxan®), son las dos opciones para equilibrar las bacterias intestinales. Es preferible iniciar con inulina en niños más pequeños, mientras que la rifaximina es recomendable en niños mayores, ya que en estos últimos la inulina es menos efectiva.

Elegir Entre Inulina y la Rifaximina

- Si es menor de 8 años de edad, use inulina para equilibrar las bacterias intestinales1
- Si tiene entre 8 y 14 años, puede iniciar con inulina o rifaximina

- Si tiene 15 años o más, recomiendo iniciar con rifaximina

Dosificación de Inulina

- De a tomar 1/8-1/4 de cucharadita de inulina en polvo (NOW Foods, Inc) una vez al día
- Se puede mezclar con alimentos o bebidas
- La dosis no varía con la edad

Dosis de Rifaximina (Xifaxan®)

- 550 mg dos veces al día durante 10 días para aquellos a partir de los cinco años
- Debido a que el medicamento no se absorbe en el torrente sanguíneo, no es necesario ajustar la dosis en niños a partir de los 5 años de edad
- El medicamento se puede triturar y mezclar con alimentos o bebidas si es necesario
- Este es un medicamento prescrito y debe obtenerse a través de su médico

Notas sobre el Ajuste de la Dosis de Inulina

A medida que la inulina revierte el sobrecrecimiento bacteriano, la cantidad de ácido propiónico disminuye. La disminución de los niveles de ácido propiónico llevan a un estado de despertar, en el que el niño está más alerta y consciente de su entorno.

Si la dosis inicial de inulina no desencadena un "despertar" (mayor interacción, más contacto visual, mayor consciencia sobre todo lo que los rodea), entonces es posible que necesite aumentar la inulina lentamente, pero sin exceder la dosis de ½ cucharadita. En mi consulta, no he encontrado que una dosis por encima de ½ cucharadita produzca resultados significativos, y simplemente decido pasar a Rifaximina.

Los niños autistas mayores de 10 años, y los niños que no están dentro del espectro pueden no experimentar el "despertar". Esto no significa que el protocolo no esté funcionando.

Más allá de simplemente suprimir la producción de ácido propiónico, la única verdadera forma de determinar si la inulina está controlando el estrés inflamatorio causado por el sobrecrecimiento bacteriano, es observando durante los siguientes 3 meses mejoras en el comportamiento del niño y en sus problemas de desarrollo.

Si el comportamiento y las funciones neurológicas comienzan a manifestar mejoría, continúe con esa dosis de inulina. Si se evidencia poca o ninguna mejoría, la inulina es ineficaz, y recomiendo pasar a ciclos mensuales de rifaximina.

Información sobre la dosificación en adultos (con y sin autismo):

Ingrediente #1 - Dosis Diaria de Aceite de Oliva Virgen Extra (AOVE)

- Consumir 30 ml (2 cucharadas) o más de AOVE al día
- Utilice solo AOVE certificado por COOC (California Olive Oil Certified)
- El aceite de oliva debe estar crudo y no cocido
- Se puede mezclar con alimentos o bebidas

Ingrediente # 2 - Ácidos grasos Omega-3 (EPA y DHA) del Aceite de Pescado

- Los pacientes adultos requieren 3.000 mg de DHA al día. Aunque es importante, una escasa cantidad de EPA penetra en el sistema nervioso central y la dosificación de esta se basa en la fracción de DHA presente en el aceite de pescado
- **Opción 1** - Tomar 6 cápsulas de DHA-500 de aceite de pescado (NOW Foods, Inc) al día

- **Opción 2** - Tomar 15 ml (1 cucharada) de aceite de pescado líquido Nordic Naturals Ultimate Omega al día
- Cualquiera de las opciones de aceite de pescado se puede tomar con o sin alimentos, en una sola dosis o dividida en 2 dosis

Ingrediente # 3 - Ácidos grasos Omega-3 (ALA) de Nueces, Lino o Chía

- **Opción 1** - Consumir ¼ de taza de nueces al día (almendras, nueces pecanas, pistachos, anacardos/nueces de la India y nueces)
- **Opción 2** - Consumir semillas de lino o chía: de 1/2 a 1 cucharada al día.
- **Opción 3** - Consumir aceite de lino/linaza versión líquida: de 500 a 1.000 mg una vez al día.

Ingrediente # 4 - Equilibrio de las bacterias Intestinales con Rifaximina

- Tomar 550 mg de rifaximina dos veces al día (AM y PM) durante 10 días
- El medicamento se puede triturar y mezclar con alimentos o bebidas si es necesario
- Este es un medicamento prescrito y debe obtenerse a través de su médico
- Pueden requerirse ciclos repetidos de rifaximina, siempre que reaparezcan los síntomas intestinales asociados.

Ingrediente # 5 - Estimulación del Nervio Vago

El propósito de la estimulación del nervio vago dentro del Protocolo Nemechek® es suprimir la inflamación sistémica y del sistema nervioso central. Reducir la inflamación permite que el sistema nervioso se recupere.

- Los niños y adultos menores de treinta años de edad requieren solo cinco minutos de estimulación transcutánea continua del nervio vago (tVNS por sus siglas en inglés) al día
- Con la configuración adecuada, cinco minutos de tVNS son suficientes para reducir significativamente la inflamación en todo el cuerpo durante al menos 24 horas
- Entre las edades de treinta y cuarenta años, cinco minutos de tVNS al día pueden no ser suficientes, y el tiempo de estimulación puede requerir de un aumento de una o dos horas al día
- Los pacientes mayores de cuarenta años de manera casi universal necesitan dos horas de ciclos de tVNS

GLOSARIO

Un Breve Glosario de Términos Científicos

•**ALA, Ácido Alfa-Linolénico** - Un ácido graso omega-3, comúnmente suplementado en forma de nueces, lino/linaza o chía.

•**Ácido Araquidónico** - Ácido graso omega-6 que forma parte del proceso en la producción de inflamación.

•**Sistema Nervioso Autónomo** - Es una gran parte del sistema nervioso que regula la presión arterial, coordina la función de todos los órganos (corazón, intestinos, vejiga, etc.), controla la inflamación y regula la producción de hormonas.

•**Sobrecrecimiento Bacteriano** - término que a menudo se usa para referirse al crecimiento bacteriano excesivo que ocurre en un segmento del tracto intestinal. Menos específico que el término SIBO, que también implica una prueba positiva de metano o hidrógeno en el aliento o un estudio de cuantitativo anormal de una muestra por aspirado tomada del intestino delgado.

•**LCA** - Lesión Cerebral Acumulativa. El daño acumulativo resultado de los defectos residuales que quedan posterior a un daño físico, inflamatorio o metabólico reparado de manera incorrecta.

•**Conmoción** - Una lesión física en el cerebro que resulta en síntomas persistentes durante varios días. También es conocida como una lesión cerebral traumática menor o mTBI (por sus siglas en inglés).

•**Lesión Cerebral Acumulativa** - El daño acumulativo resultado de los defectos residuales que quedan posterior a un daño físico, inflamatorio o metabólico reparado de manera incorrecta.

•**Citoquinas Anti-Inflamatorias** - Sustancias químicas liberadas por los glóbulos blancos que disminuyen la respuesta inflamatoria.

•**Citoquinas Pro-Inflamatorias** - Sustancias químicas liberadas por los glóbulos blancos que aumentan la respuesta inflamatoria.

•**Retraso en el Desarrollo** - La desaceleración de la tasa normal de maduración neurológica y emocional de un niño. A menudo el resultado de la inflamación excesiva, deficiencias nutricionales y poda neuronal inadecuada.

•**Detención del Desarrollo** - La interrupción total de la maduración neurológica y emocional de un niño. A menudo el resultado de la inflamación excesiva, deficiencias nutricionales y poda neuronal inadecuada.

•**DHA** - El ácido docosahexaenoico (DHA) es un ácido graso omega-3, además componente estructural primario del cerebro humano, la corteza cerebral, la piel y la retina. Las fuentes dietéticas del DHA incluyen pescados de captura silvestre, aceite de pescado y carne de animales alimentados con su alimento natural (por ejemplo, carne de reces alimentadas con pasto).

•**Enzimas Digestivas** - Suplementos a menudo administrados para mejorar la digestión y los síntomas intestinales.

•**Disbiosis** - Término utilizado para definir la alteración general del equilibrio microbiano normal dentro del tracto intestinal. La disbiosis puede involucrar cualquier segmento del tracto intestinal (boca, intestino delgado o colon), y aunque generalmente implica bacterias, también se puede usar para referirse a protozoos, hongos o arqueobacterias.

•**EPA** - El ácido eicosapentaenoico (EPA) es un ácido graso omega-3. Las fuentes dietéticas del DHA incluyen pescados de captura silvestre, aceite de pescado y carne de animales alimentados con su alimento natural (por ejemplo, carne de reces alimentadas con pasto).

•**AOVE** - Aceite de Oliva Virgen Extra. El AOVE es el aceite de oliva de más alta calidad y se cree que posee características de sabor favorables. Contiene ácido oleico que es un ácido graso omega 9.

•**Inflamación** - Una respuesta normal del sistema inmune para combatir infecciones o reparar tejidos dañados. La inflamación excesiva puede desencadenar efectos perjudiciales en el organismo.

•**Sobrecrecimiento Bacteriano Intestinal** - A menudo utilizado para referirse a la presencia excesiva de bacterias dentro del intestino delgado. Estas bacterias con frecuencia se originan del colon (intestino grueso) y migran de forma anómala hasta el intestino delgado.

•**Inulina** - Es una fibra vegetal prebiótica derivada del agave, cebollas, ajo, y achicoria, es digerida preferentemente por los tipos de bacterias que normalmente colonizan el intestino delgado.

•**Ácido Linolénico** -Un ácido graso omega-6 que forma parte del proceso de producción de inflamación. Se encuentra comúnmente en plantas, y en altas concentraciones dentro de una amplia variedad de aceites comestibles.

•**Microglia, Mo** - Son una forma especializada de glóbulos blancos que se localizan en el cerebro. A menudo se les conoce como microglia de vigilancia o poda.

•**Microglia, M1** - Son una forma especializada de glóbulos blancos que se localizan en el cerebro. Promueven la inflamación y son parte del proceso de reparación saludable, pero pueden causar daños si se ceban.

•**Microglia, M2** - Son una forma especializada de glóbulos blancos que se localizan en el cerebro. Detienen la inflamación y son parte del proceso de reparación saludable.

•**Microglia, Cebada o Primed** - Estas son microglias que se transforman permanentemente en microglia-MI y evitan que el cerebro repare completamente los traumas cerebrales. También son una fuente importante de citoquinas inflamatorias dentro del cerebro.

•**mTBI** - Lesión cerebral traumática menor (con M minúscula). (por sus siglas en inglés) Una lesión cerebral que es relativamente leve y es conocida comúnmente como conmoción cerebral.

•**MTBI** - Lesión cerebral traumática mayor (con M mayúscula). (por sus siglas en inglés) Una lesión cerebral que causa daño celular significativo y que a menudo está asociada a sangrado intracraneal.

•**Neurona** - Una célula dentro del cerebro que transporta o almacena información neurológica.

•**Neuroplasticidad** - El proceso a través del cual el cerebro desarrolla nuevas vías neuronales para la realización de ciertas tareas.

•**Ácido Oleico** -Un ácido graso omega-9 muy abundante en el aceite de oliva. El ácido oleico bloquea el daño cerebral que puede ser causado por el exceso de ácidos grasos omega-6 y ácido palmítico.

•**Ácido Graso Omega-3** - Estos nutrientes son ácidos grasos insaturados y son importantes para el metabolismo normal. Son clasificados como un nutriente esencial, porque los seres humanos son incapaces de sintetizar los ácidos grasos omega-3 y los requieren en su dieta para mantenerse saludables.

•**Ácido Graso Omega-6** - Estos nutrientes son una familia de ácidos grasos poliinsaturados, proinflamatorios y antiinflamatorios. Se encuentran comúnmente en las plantas y se clasifican como nutrientes esenciales.

•**Ácido Graso Omega-9** - Estos son ácidos grasos insaturados y no son nutrientes esenciales. El ácido oléico que se encuentra en el aceite de oliva, es un ejemplo de un ácido graso omega-9.

•**Ácido Palmítico** - Este nutriente es el ácido graso saturado más común, es hallado en animales, plantas y microorganismos. Las cantidades excesivas del mismo, en la dieta humana resulta en un aumento de la inflamación dentro del cerebro.

•**Fenotipo** - El fenotipo es la característica visible de cómo se ve o se comporta un animal, célula o planta. (El genotipo es la característica posiblemente codificada en el ADN del organismo).

•**Prebióticos** - Una forma de fibra que induce el crecimiento o la actividad de los microorganismos beneficiosos, (por ejemplo, bacterias y hongos). El ejemplo más común es en el tracto gastrointestinal, donde la digestión de las fibras prebióticas puede alterar la composición de los organismos que forman parte del microbioma intestinal.

•**Probiótico** - Organismos bacterianos que se ingieren o se añaden a los alimentos y son potencialmente beneficiosos para la salud.

•**Ácido Propiónico** - Un ácido graso de cadena corta, producido por bacterias que se encuentran en el tracto intestinal.

•**RifaGut** - Otro nombre comercial de la rifaximina.

•**Rifaximina** -El nombre genérico del antibiótico no absorbible, comercializado bajo la marca XifaxanTM, Rifagut, Rifaximina, y SIBOFix.

•**SIBO** = Sobrecrecimiento Bacteriano del Intestino Delgado (SIBO por sus siglas en inglés). Una forma específica de sobrecrecimiento bacteriano, que se diagnostica mediante una prueba positiva de metano o hidrógeno en el aliento, o un estudio cuantitativo anormal, realizado a un aspirado de intestino delgado.

•**SIBOFix** - Otro nombre comercial de la rifaximina.

•**Espacio sináptico** - Una porción de una neurona (o célula nerviosa) que permite a la neurona pasar una señal eléctrica o química a otra neurona.

•**El Protocolo Nemechek®** - Un programa de tratamiento médico creado por el Dr. Patrick M. Nemechek, D.O. sobre los métodos para prevenir, reducir o revertir el daño autonómico agudo y/o crónico mediante la supresión de citoquinas proinflamatorias, útil en el tratamiento de una variedad de enfermedades o afecciones (Patente estadounidense No.10,335,356).

•**Encefalopatía Tóxica** - El estado médico de un niño cuyo cerebro ha sido esencialmente drogado con ácido propiónico excesivo.

•**Lesión Cerebral Traumática, TBI** - TBI por sus siglas en inglés, es el término focal para una lesión física en la cabeza que resulta en síntomas que permanecen por más de 24 horas. Leer mTBI y MTBI.

•**Nervio Vago** - El décimo nervio craneal del cuerpo humano, que lleva las señales de la rama parasimpática del sistema nervioso autónomo.

•**Estimulación del Nervio Vago, VNS** - VNS por sus siglas en inglés, es un tratamiento médico, que consiste en la conducción de impulsos eléctricos al nervio vago en el sistema nervioso autónomo. Terapéuticamente la VNS reduce la inflamación a nivel cerebral y corporal, además es capaz de inducir la neuroplasticidad.

•**Glóbulos Blancos (GB)** - Las células que conforman el sistema inmune, a menudo son denominados glóbulos blancos o GB.

Xifaxan - Nombre comercial de una formulación de rifaximina de liberación prolongada, comercializada en los Estados Unidos.

REFERENCIAS CIENTÍFICAS

Hemos proporcionado una muestra de los muchos artículos de investigación que han ayudado a dar forma al desarrollo del Protocolo Nemechek®.

Disfunción Autonómica:

Taylor EC, Livingston LA, Callan MJ, Ashwin C, Shah P. Autonomic dysfunction in autism: The roles of anxiety, depression, and stress. Autism. 2021 Jan 24:1362361320985658. doi: 10.1177/1362361320985658. Epub ahead of print. PMID: 33491461.

Kong X, Liu J, Liu K, Koh M, Tian R, Hobbie C, Fong M, Chen Q, Zhao M, Budjan C, Kong J. Altered Autonomic Functions and Gut Microbiome in Individuals with Autism Spectrum Disorder (ASD): Implications for Assisting ASD Screening and Diagnosis. J Autism Dev Disord. 2021 Jan;51(1):144-157. doi: 10.1007/s10803-020-04524-1. PMID: 32410097.

Thapa R, Pokorski I, Ambarchi Z, Thomas E, Demayo M, Boulton K, Matthews S, Patel S, Sedeli I, Hickie IB, Guastella AJ. Heart Rate Variability in Children With Autism Spectrum Disorder and Associations With Medication and Symptom Severity. Autism Res. 2021

Jan;14(1):75-85. doi: 10.1002/aur.2437. Epub 2020 Nov 22. PMID: 33225622.

Baumann C, Rakowski U, Buchhorn R. Omega-3 Fatty Acid Supplementation Improves Heart Rate Variability in Obese Children. Int J Pediatr. 2018 Feb 26;2018:8789604. doi: 10.1155/2018/8789604. PMID: 29681953; PMCID: PMC5846363.

Hiura M, Nariai T, Sakata M, Muta A, Ishibashi K, Wagatsuma K, Tago T, Toyohara J, Ishii K, Maehara T. Response of Cerebral Blood Flow and Blood Pressure to Dynamic Exercise: A Study Using PET. Int J Sports Med. 2018 Feb;39(3):181-188. doi: 10.1055/s-0043-123647. Epub 2018 Jan 22. PMID: 29359277.

Bjørklund G. Cerebral hypoperfusion in autism spectrum disorder. Acta Neurobiol Expo (Wars). 2018;78(1):21-29. https://www.ncbi.nlm.nih.gov/pubmed/29694338

Goodman B. Autonomic Dysfunction in Autism Spectrum Disorders (ASD). *Neurology* April 5, 2016 vol. 86 no. 16 Supplement P5.117. http://www.neurology.org/content/86/16_Supplement/P5.117

Anderson CJ et al. Pupil and Salivary Indicators of Autonomic Dysfunction in Autism Spectrum Disorder. *Developmental psychobiology*. 2013;55(5):10.1002/dev.21051. https://www.ncbi.nlm.nih.gov/pmc/articles/PMC3832142/

Goodman B et al. Autonomic Nervous System Dysfunction in Concussion. *Neurology* February 12, 2013 vol. 80 no. 7 Supplement P01.265. http://www.neurology.org/content/80/7_Supplement/P01.265

La Fountaine MF. et al. Autonomic Nervous System Responses to Concussion: Arterial Pulse Contour Analysis. *Frontiers in Neurology* 7 (2016): 13. https://www.ncbi.nlm.nih.gov/pmc/articles/PMC4756114/

Amhed K. Assessment of Autonomic Function in Children with Autism and Normal Children Using Spectral Analysis and Posture Entrainment: A Pilot Study. *J of Neurology and Neuroscience*. 2015. Vol. 6 No. 3:37. http://www.jneuro.com/neurology-neuroscience/assessmentof-autonomic-function-in-children-with-autism-and-normal-children-using-spectral-analysis-and-posture-entrainment-a-pilot-study.pdf

Sobrecrecimiento Bacteriano:

Santos ANDR, Soares ACF, Oliveira RP, Morais MB. THE IMPACT OF SMALL INTESTINAL BACTERIAL OVERGROWTH ON THE GROWTH OF CHILDREN AND ADOLESCENTS. Rev Paul Pediatr. 2020 Jan 13;38:e2018164. doi: 10.1590/1984-0462/2020/38/2018164. PMID: 31939507; PMCID: PMC6958541.

Hoog CM, Lindberg G, Sjoqvist U. Findings in patients with chronic intestinal dysmotility investigated by capsule endoscopy. BMC Gastroenterol. 2007 Jul 18;7:29. doi: 10.1186/1471-230X-7-29. PMID: 17640373; PMCID: PMC1940016.

Wang L, Yu YM, Zhang YQ, Zhang J, Lu N, Liu N. Hydrogen breath test to detect small intestinal bacterial overgrowth: a prevalence case-control study in autism. Eur Child Adolesc Psychiatry. 2018 Feb;27(2):233-240. doi: 10.1007/s00787-017-1039-2. Epub 2017 Aug 10. PMID: 28799094.

Liu Z, Mao X, Dan Z, Pei Y, Xu R, Guo M, Liu K, Zhang F, Chen J, Su C, Zhuang Y, Tang J, Xia Y, Qin L, Hu Z, Liu X. Gene variations in autism spectrum disorder are associated with alteration of gut microbiota, metabolites and cytokines. Gut Microbes. 2021 Jan-Dec;13(1):1-16. doi: 10.1080/19490976.2020.1854967. PMID: 33412999; PMCID: PMC7808426.

Roussin L, Prince N, Perez-Pardo P, Kraneveld AD, Rabot S, Naudon L. Role of the Gut Microbiota in the Pathophysiology of Autism Spectrum Disorder: Clinical and Preclinical Evidence. Microorganisms. 2020 Sep 7;8(9):1369. doi: 10.3390/microorganisms8091369. PMID: 32906656; PMCID: PMC7563175.

Martín-Masot R, Molina Arias M, Diaz Martin JJ, Cilleruelo Pascual ML, Gutierrez Junquera C, Donat E, Román Riechmann E, Navas-

López VM. Management of small intestinal bacterial overgrowth by paediatric gastroenterologists in Spain. Rev Esp Enferm Dig. 2020 Dec 29. doi: 10.17235/reed.2020.7582/2020. Epub ahead of print. PMID: 33371710.

Avelar Rodriguez D, Ryan PM, Toro Monjaraz EM, Ramirez Mayans JA, Quigley EM. Small Intestinal Bacterial Overgrowth in Children: A State-Of-The-Art Review. Front Pediatr. 2019 Sep 4;7:363. doi: 10.3389/fped.2019.00363. PMID: 31552207; PMCID: PMC6737284.

Adams JB et al. Gastrointestinal flora and gastrointestinal status in children with autism -- comparisons to typical children and correlation with autism severity. *BMC Gastroenterology*. 2011. https://www.ncbi.nlm.nih.gov/pubmed/21410934

Wang L. Hydrogen breath test to detect small intestinal bacterial overgrowth: a prevalence case control study in autism. *Eur Child Adolesc Psychiatry*. 2017 Aug 10. https://www.ncbi.nlm.nih.gov/pubmed/28799094

Hsiao EY et al. The microbiota modulates gut physiology and behavioral abnormalities associated with autism. *Cell*. 2013;155(7):1451-1463. https://www.ncbi.nlm.nih.gov/pmc/articles/PMC3897394/

Cryan JF et al. Mind-altering microorganisms: the impact of the gut microbiota on brain and behaviour. *Nat Rev Neurosci*. 2012 Oct;13(10):701-12. https://www.ncbi.nlm.nih.gov/pubmed/22968153

Cao X, Liu K, Liu J, Liu YW, Xu L, Wang H, Zhu Y, Wang P, Li Z, Wen J, Shen C, Li M, Nie Z, Kong XJ. Dysbiotic Gut Microbiota and Dysregulation of Cytokine Profile in Children and Teens With Autism Spectrum Disorder. Front Neurosci. 2021 Feb 10;15:635925. doi: 10.3389/fnins.2021.635925. PMID: 33642989; PMCID: PMC7902875.

Lesión Cerebral Acumulativa:

Chang HK, Hsu JW, Wu JC, Huang KL, Chang HC, Bai YM, Chen TJ, Chen MH. Traumatic Brain Injury in Early Childhood and Risk of Attention-Deficit/Hyperactivity Disorder and Autism Spectrum

Disorder: A Nationwide Longitudinal Study. J Clin Psychiatry. 2018 Oct 16;79(6):17m11857. doi: 10.4088/JCP.17m11857. PMID: 30403445.

Bjørklund G, Kern JK, Urbina MA, Saad K, El-Houfey AA, Geier DA, Chirumbolo S, Geier MR, Mehta JA, Aaseth J. Cerebral hypoperfusion in autism spectrum disorder. Acta Neurobiol Exp (Wars). 2018;78(1):21-29. PMID: 29694338.

Cunningham C. Microglia and neurodegeneration: the role of systemic inflammation. J Neurosci. 2013 Mar 6;33(10):4216-33. https://www.ncbi.nlm.nih.gov/pubmed/22674585

Bilbo S, Stevens B. Microglia: The Brain's First Responders. Cerebrum. 2017 Nov 1;2017:cer-14-17. PMID: 30210663; PMCID: PMC6132046.

Olsen AB, Hetz RA, Xue H, Aroom KR, Bhattarai D, Johnson E, Bedi S, Cox CS Jr, Uray K. Effects of traumatic brain injury on intestinal contractility. Neurogastroenterol Motil. 2013 Jul;25(7):593-e463. doi: 10.1111/nmo.12121. Epub 2013 Apr 2. PMID: 23551971; PMCID: PMC3982791.

Wager-Smith, Karen, and Athina Markou. Depression: A Repair Response to Stress-Induced Neuronal Microdamage That Can Grade into a Chronic Neuroinflammatory Condition?Neuroscience and biobehavioral reviews 35.3 (2011): 742–764. https://www.ncbi.nlm.nih.gov/pubmed/208837188

Histamina:

Collins S, Reid G. Distant Site Effects of Ingested Prebiotics. Nutrients. 2016;8(9):523. https://www.ncbi.nlm.nih.gov/pmc/articles/PMC5037510/

Visciano P et al. Biogenic Amines in Raw and Processed Seafood. Frontiers in Microbiology. 2012;3:188. https://www.ncbi.nlm.nih.gov/pmc/articles/PMC3366335/

Feng c et al. Histamine (Scombroid) Fish Poisoning: a Comprehensive Review. *Clin Rev Allergy Immunol.* 2016 Feb;50(1):64-9. https://www.ncbi.nlm.nih.gov/pubmed/25876709

Jin X et al. Increased intestinal permeability in pathogenesis and progress of nonalcoholic steatohepatitis in rats. *World Journal of Gastroenterology : WJG.* 2007;13(11):1732-1736. https://www.ncbi.nlm.nih.gov/pubmed/17461479

Guo Y et al. Functional changes of intestinal mucosal barrier in surgically critical patients. *World Journal of Emergency Medicine.* 2010;1(3):205-208. https://www.ncbi.nlm.nih.gov/pmc/articles/PMC4129678/

Inflamación:

Jafari A, de Lima Xavier L, Bernstein JD, Simonyan K, Bleier BS. Association of Sinonasal Inflammation With Functional Brain Connectivity. JAMA Otolaryngol Head Neck Surg. 2021 Apr 8. doi: 10.1001/jamaoto.2021.0204. Epub ahead of print. PMID: 33830194.

Zengeler KE, Lukens JR. Innate immunity at the crossroads of healthy brain maturation and neurodevelopmental disorders. Nat Rev Immunol. 2021 Jan 21. doi: 10.1038/s41577-020-00487-7. Epub ahead of print. PMID: 33479477.

Li YJ, Zhang X, Li YM. Antineuroinflammatory therapy: potential treatment for autism spectrum disorder by inhibiting glial activation and restoring synaptic function. CNS Spectr. 2020 Aug;25(4):493-501. doi: 10.1017/S1092852919001603. Epub 2019 Oct 29. PMID: 31659946.

Coomey R, Stowell R, Majewska A, Tropea D. The Role of Microglia in Neurodevelopmental Disorders and their Therapeutics. Curr Top Med Chem. 2020;20(4):272-276. doi: 10.2174/1568026620666200221172619. PMID: 32091337; PMCID: PMC7323119.

Mottahedin A, Ardalan M, Chumak T, Riebe I, Ek J, Mallard C. Effect of Neuroinflammation on Synaptic Organization and Function in the Developing Brain: Implications for Neurodevelopmental and Neurodegenerative Disorders. Front Cell Neurosci. 2017 Jul 11;11:190. doi: 10.3389/fncel.2017.00190. PMID: 28744200; PMCID: PMC5504097.

Madore C, Leyrolle Q, Lacabanne C, Benmamar-Badel A, Joffre C, Nadjar A, Layé S. Neuroinflammation in Autism: Plausible Role of Maternal Inflammation, Dietary Omega 3, and Microbiota. Neural Plast. 2016;2016:3597209. doi: 10.1155/2016/3597209. Epub 2016 Oct 20. PMID: 27840741; PMCID: PMC5093279.

Cao X, Liu K, Liu J, Liu YW, Xu L, Wang H, Zhu Y, Wang P, Li Z, Wen J, Shen C, Li M, Nie Z, Kong XJ. Dysbiotic Gut Microbiota and Dysregulation of Cytokine Profile in Children and Teens With Autism Spectrum Disorder. Front Neurosci. 2021 Feb 10;15:635925. doi: 10.3389/fnins.2021.635925. PMID: 33642989; PMCID: PMC7902875.

Inulina:

Kellow NJ et al. Effect of dietary prebiotic supplementation on advanced glycation, insulin resistance and inflammatory biomarkers in adults with pre-diabetes: a study protocol for a double-blind placebo-controlled randomized crossover clinical trial. *BMC Endocrine Disorders.* 2014;14:55. https://www.ncbi.nlm.nih.gov/pubmed/25011647

Hopkins MJ, Macfarlane GT. Nondigestible Oligosaccharides Enhance Bacterial Colonization Resistance against *Clostridium difficile* In Vitro. *Applied and Environmental Microbiology.* 2003;69(4):1920-1927. https://www.ncbi.nlm.nih.gov/pmc/articles/PMC154806/

Collins S, Reid G. Distant Site Effects of Ingested Prebiotics. *Nutrients.* 2016;8(9):523. https://www.ncbi.nlm.nih.gov/pmc/articles/PMC5037510/

Slavin J. Significance of Inulin Fructans in the Human Diet. *Compre Rev in Food Science and Food Safety.* 2015 14;1: 37–47. http://onlinelibrary.wiley.com/doi/10.1111/1541-4337.12119/abstract

Microglia y Neuroinflamación:

Coomey R, Stowell R, Majewska A, Tropea D. The Role of Microglia in Neurodevelopmental Disorders and their Therapeutics. Curr Top Med Chem. 2020;20(4):272-276. doi: 10.2174/1568026620666200221172619. PMID: 32091337; PMCID: PMC7323119.

Petrelli F, Pucci L, Bezzi P. Astrocytes and Microglia and Their Potential Link with Autism Spectrum Disorders. *Frontiers in Cellular Neuroscience.* 2016;10:21. https://www.ncbi.nlm.nih.gov/pmc/articles/PMC4751265/

Norden, DM et al. Microglial Priming and Enhanced Reactivity to Secondary Insult in Aging, and Traumatic CNS Injury, and Neurodegenerative Disease. *Neuropharmacology* 96.0 0 (2015): 29–41. https://www.ncbi.nlm.nih.gov/pmc/articles/PMC4430467/

Calabrese, F et al. Brain-Derived Neurotrophic Factor: A Bridge between Inflammation and Neuroplasticity. *Frontiers in Cellular Neuroscience* 8 (2014): 430. https://www.ncbi.nlm.nih.gov/pmc/articles/PMC4273623/

Cunningham, Colm. Systemic Inflammation and Delirium – Important Co-Factors in the Progression of Dementia. *Biochemical Society Transactions* 39.4 (2011): 945–953. https://www.ncbi.nlm.nih.gov/pubmed/21787328

Paolicelli RC et al. Synaptic pruning by microglia is necessary for normal brain development. *Science* 2011 Sep 9;333(6048):1456-8. https://www.ncbi.nlm.nih.gov/pubmed/21778362

Ácidos Grasos Omega:

Mariamenatu AH, Abdu EM. Overconsumption of Omega-6 Polyunsaturated Fatty Acids (PUFAs) versus Deficiency of Omega-3 PUFAs in Modern-Day Diets: The Disturbing Factor for Their "Balanced Antagonistic Metabolic Functions" in the Human Body. J Lipids. 2021

Mar 17;2021:8848161. doi: 10.1155/2021/8848161. PMID: 33815845; PMCID: PMC7990530.

Simopoulos AP. The importance of the omega-6/omega-3 fatty acid ratio in cardiovascular disease and other chronic diseases. Exp Biol Med (Maywood). 2008 Jun;233(6):674-88. doi: 10.3181/0711-MR-311. Epub 2008 Apr 11. PMID: 18408140.

Madsen L, Kristiansen K. Of mice and men: Factors abrogating the anti-obesity effect of omega-3 fatty acids. *Adipocyte*. 2012;1(3):173-176. https://www.ncbi.nlm.nih.gov/pmc/articles/PMC3609096/

Reimers A, Ljung H. The emerging role of omega-3 fatty acids as a therapeutic option in neuropsychiatric disorders. *Ther Adv Psychopharmacol*. 2019;9:2045125319858901. Published 2019 Jun 24. doi:10.1177/2045125319858901

El-Ansary AK et al. On the protective effect of omega-3 against propionic acid-induced neurotoxicity in rat pups. *Lipids in Health and Disease*. 2011;10:142. https://www.ncbi.nlm.nih.gov/pmc/articles/PMC3170231/

Chang, P et al. Docosahexaenoic Acid (DHA): A Modulator of Microglia Activity and Dendritic Spine Morphology. *Journal of Neuroinflammation* 12 (2015): 34. https://www.ncbi.nlm.nih.gov/pmc/articles/PMC4344754/

Patterson E et al. Health Implications of High Dietary Omega-6 Polyunsaturated Fatty Acids. *Journal of Nutrition and Metabolism*. 2012;2012:539426. https://www.ncbi.nlm.nih.gov/pubmed/22570770

Harvey, LD. et al. Administration of DHA Reduces Endoplasmic Reticulum Stress-Associated Inflammation and Alters Microglial or Macrophage Activation in Traumatic Brain Injury. *ASN Neuro* 7.6 (2015): 1759091415618969. https://www.ncbi.nlm.nih.gov/pmc/articles/PMC4710127/

Liu, JJ. et al. Pathways of Polyunsaturated Fatty Acid Utilization: Implications for Brain Function in Neuropsychiatric Health and

Disease. *Brain research* 0 (2015): 220–246. https://www.ncbi.nlm.nih. gov/pmc/articles/PMC4339314/

Titos E et al. Resolvin D1 and its precursor docosahexaenoic acid promote resolution of adipose tissue inflammation by eliciting macrophage polarization toward an M2-like phenotype. *J Immun.* 2011 Nov 15;187(10):5408-18. https://www.ncbi.nlm.nih.gov/pubmed/22013115

Chen S et al. n-3 PUFA supplementation benefits microglial responses to myelin pathology. *Scientific Reports.* 2014;4:7458. https://www.ncbi.nlm.nih.gov/pubmed/25500548

Minkyung K et al. Impact of 8-week linoleic acid intake in soy oil on Lp-PLA2 activity in healthy adults. *Nutr & Metab.* 2017. 14:32. https://www.ncbi.nlm.nih.gov/pmc/articles/PMC5422895/

Christian LM et al. Body weight affects ω-3 polyunsaturated fatty acid (PUFA) accumulation in youth following supplementation in post-hoc analyses of a randomized controlled trial. *PLoS ONE.* 2017;12(4):e0173087. https://www.ncbi.nlm.nih.gov/pmc/articles/PMC5381773/

Igarashi M et al. Dietary N-6 Polyunsaturated Fatty Acid Deprivations Increases Docosahexaenoic Acid (DHA) in Rat Brain. *Journal of Neurochemistry.* 2012;120(6):985-997. https://www.ncbi.nlm.nih.gov/pmc/articles/PMC3296886/

Grundy T et al. Long-term omega-3 supplementation modulates behavior, hippocampal fatty acid concentration, neuronal progenitor proliferation and central TNF-α expression in 7 month old unchallenged mice. *Frontiers in Cellular Neuroscience.* 2014;8:399. https://www.ncbi.nlm.nih.gov/pmc/articles/PMC4240169/

Mazahery H, Stonehouse W, Delshad M, Kruger MC, Conlon CA, Beck KL, von Hurst PR. Relationship between Long Chain n-3 Polyunsaturated Fatty Acids and Autism Spectrum Disorder: Systematic Review and Meta-Analysis of Case-Control and Randomised Controlled Trials. Nutrients. 2017 Feb 19;9(2):155. doi: 10.3390/nu9020155. PMID: 28218722; PMCID: PMC5331586.

Prevention:

Chu DM et al. Maturation of the Infant Microbiome Community Structure and Function Across Multiple Body Sites and in Relation to Mode of Delivery. *Nature medicine.* 2017;23(3):314-326. https://www.ncbi.nlm.nih.gov/pubmed/28112736

Arslanoglu S et al. Early supplementation of prebiotic oligosaccharides protects formula-fed infants against infections during the first 6 months of life. *J Nutr.* 2007 Nov;137(11):2420-4. https://www.ncbi.nlm.nih.gov/pubmed/17951479

Helland IB et al. Maternal supplementation with very-long-chain n-3 fatty acids during pregnancy and lactation augments children's IQ at 4 years of age. *Pediatrics.* 2003 Jan;111(1):e39-44. https://www.ncbi.nlm.nih.gov/pubmed/12509593

Desai et al. Depletion of Brain Docosahexaenoic Acid Impairs Recovery from Traumatic Brain Injury. Annunziato L, ed. *PLoS ONE.* 2014;9(1):e86472. https://www.ncbi.nlm.nih.gov/pubmed/24475126

Carlson SE et al. DHA supplementation and pregnancy outcomes. *The American Journal of Clinical Nutrition.* 2013;97(4):808-815. https://www.ncbi.nlm.nih.gov/pubmed/23426033

Carvajal JA. Docosahexaenoic Acid Supplementation Early in Pregnancy May Prevent Deep Placentation Disorders. *BioMed Research International.* 2014;2014:526895. https://www.ncbi.nlm.nih.gov/pubmed/25019084

Fukuda H et al. Inhibition of sympathetic pathways restores postoperative ileus in the upper and lower gastrointestinal tract. *J Gastroenterol Hepatol.* 2007 Aug;22(8):12939. https://www.ncbi.nlm.nih.gov/pubmed/17688668

Perring S et al. Assessment of changes in cardiac autonomic tone resulting from inflammatory response to the influenza vaccination. *Clin Physiol Funct Imaging.* 2012 Nov;32(6):437-44. https://www.ncbi.nlm.nih.gov/pubmed/23031064

Jae SY et al. Does an acute inflammatory response temporarily attenuate parasympathetic reactivation? *Clin Auton Res.* 2010 Aug;20(4):229-33. https://www.ncbi.nlm.nih.gov/pubmed/20437076

De Wildt DJ et al. Impaired autonomic responsiveness of the cardiovascular system of the rat induced by a heat-labile component of Bordetella pertussis vaccine. *Infection and Immunity.* 1983;41(2):476-481. https://www.ncbi.nlm.nih.gov/pmc/articles/PMC264665/

Kashiwagi Y et al. Production of inflammatory cytokines in response to diphtheria-pertussis-tetanus (DPT), *haemophilus influenzae* type b (Hib), and 7-valent pneumococcal (PCV7) vaccines. *Human Vaccines & Immunotherapeutics.* 2014;10(3):677-685. https://www.ncbi.nlm.nih.gov/pmc/articles/PMC4130255/

Akiho H et al. Cytokine-induced alterations of gastrointestinal motility in gastrointestinal disorders. *World Journal of Gastrointestinal Pathophysiology.* 2011;2(5):72-81. https://www.ncbi.nlm.nih.gov/pmc/articles/PMC3196622/

Vantrappen G et al. The Interdigestive Motor Complex of Normal Subjects and Patients with Bacterial Overgrowth of the Small Intestine. *Journal of Clinical Investigation.* 1977;59(6):1158-1166. https://www.ncbi.nlm.nih.gov/pmc/articles/PMC372329/

Jacobs C et al. Dysmotility and PPI use are independent risk factors for small intestinal bacterial and/or fungal overgrowth. *Alimentary pharmacology & therapeutics.* 2013;37(11):1103-1111. https://www.ncbi.nlm.nih.gov/pmc/articles/PMC3764612/

Miyano Y et al. The Role of the Vagus Nerve in the Migrating Motor Complex and Ghrelin- and Motilin-Induced Gastric Contraction in Suncus. Covasa M, ed. *PLoS ONE.* 2013;8(5):e64777. https://www.ncbi.nlm.nih.gov/pmc/articles/PMC3665597/

Ácido Propiónico y Autismo:

Choi J, Lee S, Won J, Jin Y, Hong Y, Hur TY, Kim JH, Lee SR, Hong Y. Pathophysiological and neurobehavioral characteristics of a propionic acid-mediated autism-like rat model. PLoS One. 2018 Feb 15;13(2):e0192925. doi: 10.1371/journal.pone.0192925. PMID: 29447237; PMCID: PMC5814017.

El-Ansary AK et al. Etiology of autistic features: the persisting neurotoxic effects of propionic acid. *Journal of Neuroinflammation.* 2012;9:74. https://www.ncbi.nlm.nih.gov/pubmed/22531301

McFabe DF et al. Neurobiological effects of intraventricular propionic acid in rats possible role of short chain fatty acids on the pathogenesis and characteristics of autism spectrum disorders. *Behav Brain Res.* 2007. Jan 10:176(1);149-69. https://www.ncbi.nlm.nih.gov/pubmed/16950524

Xiong X, Liu D, Wang Y, Zeng T, Peng Y. Urinary 3-(3-Hydroxyphenyl)-3-hydroxypropionic Acid, 3-Hydroxyphenylacetic Acid, and 3-Hydroxyhippuric Acid Are Elevated in Children with Autism Spectrum Disorders. *BioMed Research International.* 2016. https://www.ncbi.nlm.nih.gov/pmc/articles/PMC4829699/

MacFabe DF. Short-chain fatty acid fermentation products of the gut microbiome: implications in autism spectrum disorders. *Microbial Ecology in Health and Disease.* 2012;23:10. https://www.ncbi.nlm.nih.gov/pubmed/23990817

Ferraris C, Meroni E, Casiraghi MC, Tagliabue A, De Giorgis V, Erba D. One Month of Classic Therapeutic Ketogenic Diet Decreases Short Chain Fatty Acids Production in Epileptic Patients. Front Nutr. 2021 Mar 29;8:613100. doi: 10.3389/fnut.2021.613100. PMID: 33855040; PMCID: PMC8039123.

Rifaximina:

Ponziani FR et al. Eubiotic properties of rifaximin: Disruption of the traditional concepts in gut microbiota modulation. *World Journal of Gastroenterology.* 2017;23(25):4491-4499. https://www.ncbi.nlm.nih.gov/pmc/articles/PMC3747729/

Gao, J et al. Rifaximin, gut microbes and mucosal inflammation:

unraveling a complex relationship. Gut Microbes. 2014 Jul 1;5(4):571-5. https://www.ncbi.nlm.nih.gov/pubmed/25244596

Yao CK. The clinical value of breath hydrogen testing. *J Gastroenterologists Hepatol.* 2017 Mar;32 Suppl 1:20-22. https://www.ncbi.nlm.nih.gov/pubmed/28244675

Muniyappa P, Gulati R, Mohr F, Hupertz V. Use and safety of rifaximin in children with inflammatory bowel disease. J Pediatr Gastroenterol Nutr. 2009 Oct;49(4):400-4. doi: 10.1097/MPG.0b013e3181aod269. PMID: 19668011.

Ghoshal UC et al. Utility of hydrogen breath tests in diagnosis of small intestinal bacterial overgrowth in malabsorption syndrome and its relationship with orocecal transit time. *Indian J Gastroenterol.* 2006 Jan-Feb;25(1):6-10. https://www.ncbi.nlm.nih.gov/pmc/articles/PMC4175689/

Muniyappa P et al. Use and safety of rifaximin in children with inflammatory bowel disease. *J Pediatricians Gastroenterol Nutr.* 2009 Oct;49(4):400-4. https://www.ncbi.nlm.nih.gov/pubmed/19668011

Pimentel M, Cash BD, Lembo A, Wolf RA, Israel RJ, Schoenfeld P. Repeat Rifaximin for Irritable Bowel Syndrome: No Clinically Significant Changes in Stool Microbial Antibiotic Sensitivity. *Digestive Diseases and Sciences.* 2017;62(9):2455-2463. https://www.ncbi.nlm.nih.gov/pmc/articles/PMC5561162/

Guslandi M. Rifaximin in the treatment of inflammatory bowel disease. World J Gastroenterol. 2011 Nov 14;17(42):4643-6. doi: 10.3748/wjg.v17.i42.4643. PMID: 22180705; PMCID: PMC3237300.

Estimulación del Nervio Vago:

van Hoorn A, Carpenter T, Oak K, Laugharne R, Ring H, Shankar R. Neuromodulation of autism spectrum disorders using vagal nerve stimulation. J Clin Neurosci. 2019 May;63:8-12. doi: 10.1016/j.jocn.2019.01.042. Epub 2019 Feb 4. PMID: 30732986.

Levy ML, Levy KM, Hoff D, Amar AP, Park MS, Conklin JM, Baird L, Apuzzo ML. Vagus nerve stimulation therapy in patients with autism spectrum disorder and intractable epilepsy: results from the vagus nerve stimulation therapy patient outcome registry. J Neurosurg Pediatr. 2010 Jun;5(6):595-602. doi: 10.3171/2010.3.PEDS09153. PMID: 20515333.

Yap JYY, Keatch C, Lambert E, Woods W, Stoddart PR, Kameneva T. Critical Review of Transcutaneous Vagus Nerve Stimulation: Challenges for Translation to Clinical Practice. Front Neurosci. 2020 Apr 28;14:284. doi: 10.3389/fnins.2020.00284. PMID: 32410932; PMCID: PMC7199464.

Badran BW, Jenkins DD, Cook D, Thompson S, Dancy M, DeVries WH, Mappin G, Summers P, Bikson M, George MS. Transcutaneous Auricular Vagus Nerve Stimulation-Paired Rehabilitation for Oromotor Feeding Problems in Newborns: An Open-Label Pilot Study. Front Hum Neurosci. 2020 Mar 18;14:77. doi: 10.3389/fnhum.2020.00077. PMID: 32256328; PMCID: PMC7093597.

Manning KE, Beresford-Webb JA, Aman LCS, Ring HA, Watson PC, Porges SW, Oliver C, Jennings SR, Holland AJ. Transcutaneous vagus nerve stimulation (t-VNS): A novel effective treatment for temper outbursts in adults with Prader-Willi Syndrome indicated by results from a non-blind study. PLoS One. 2019 Dec 3;14(12):e0223750. doi: 10.1371/journal.pone.0223750. PMID: 31794560; PMCID: PMC6890246.

Komegae EN, Farmer DGS, Brooks VL, McKinley MJ, McAllen RM, Martelli D. Vagal afferent activation suppresses systemic inflammation via the splanchnic anti-inflammatory pathway. Brain Behav Immun. 2018 Oct;73:441-449. doi: 10.1016/j.bbi.2018.06.005. Epub 2018 Jun 5. PMID: 29883598; PMCID: PMC6319822.

Koopman FA, Chavan SS, Miljko S, Grazio S, Sokolovic S, Schuurman PR, Mehta AD, Levine YA, Faltys M, Zitnik R, Tracey KJ, Tak PP. Vagus nerve stimulation inhibits cytokine production and attenuates disease severity in rheumatoid arthritis. Proc Natl Acad Sci

U S A. 2016 Jul 19;113(29):8284-9. doi: 10.1073/pnas.1605635113. Epub 2016 Jul 5. PMID: 27382171; PMCID: PMC4961187.

Marshall R, Taylor I, Lahr C, Abell TL, Espinoza I, Gupta NK, Gomez CR. Bioelectrical Stimulation for the Reduction of Inflammation in Inflammatory Bowel Disease. Clin Med Insights Gastroenterol. 2015 Dec 6;8:55-9. doi: 10.4137/CGast.S31779. PMID: 26692766; PMCID: PMC4671545.

Huston JM, Gallowitsch-Puerta M, Ochani M, Ochani K, Yuan R, Rosas-Ballina M, Ashok M, Goldstein RS, Chavan S, Pavlov VA, Metz CN, Yang H, Czura CJ, Wang H, Tracey KJ. Transcutaneous vagus nerve stimulation reduces serum high mobility group box 1 levels and improves survival in murine sepsis. Crit Care Med. 2007 Dec;35(12):2762-8. doi: 10.1097/01.CCM.0000288102.15975.BA. PMID: 17901837.

Zhang Q, Lu Y, Bian H, Guo L, Zhu H. Activation of the α7 nicotinic receptor promotes lipopolysaccharide-induced conversion of M1 microglia to M2. Am J Transl Res. 2017 Mar 15;9(3):971-985. PMID: 28386326; PMCID: PMC5375991.

NOTAS

ACERCA DE LOS AUTORES

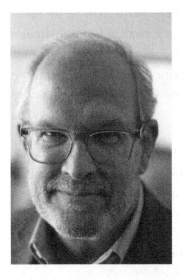

Dr. Patrick M. Nemechek, Doctor en Medicina Osteopática, nació en Tucson, Arizona. Obtuvo una Licenciatura en Microbiología en la Universidad Estatal de San Diego (1982) y obtuvo su Doctorado en Medicina Osteopática en la Universidad de Ciencias de la Salud, en Kansas City, Missouri (1987).

El Dr. Nemechek completó su capacitación en medicina interna en la Facultad de Medicina de la UCLA (1990) donde tuvo el honor de ser nombrado Jefe de Residentes, y más a adelante Instructor Clínico en el Departamento de Medicina de la UCLA.

El mentor del Dr. Nemechek en la UCLA fue el sobrino de Albert Einstein, quien lo alentó a adentrarse en un campo particularmente complejo de la Medicina del VIH, que era el misterio médico para la época, donde el Dr. Nemechek experimentaría la desafiante libertad de salvar vidas.

Mientras se formaba en la UCLA, el Dr. Nemechek fue reconocido con el Premio Robert S. Mosser a la Excelencia en Medicina Interna por su destacado desempeño académico y su papel instrumental en el inicio de la primera clínica para VIH de la UCLA, en Kern Medical Center, Bakersfield, California.

En 1994, el Dr. Nemechek se mudó a Kansas City, Missouri, donde abrió un centro dedicado al tratamiento e investigación del VIH llamado Nemechek Health Renewal.

Fue en este punto que el Dr. Nemechek comenzó a trabajar de lleno como "médico-científico" formado clásicamente en el área de medicina interna, adentrándose en el campo del VIH cuando aún no existían pruebas diagnósticas, ni tratamiento, ni respuestas.

Esas primeras décadas transformaron al Dr. Nemechek en un innovador que siguió las últimas investigaciones, analizó los problemas a nivel celular y metabólico, y se convirtió en uno de los primeros médicos en desarrollar el tratamiento para el síndrome de emaciación o desgaste, así como otros problemas complejos relacionados al VIH.

El abordaje innovador del Dr. Nemechek frente a las complejidades del VIH le ofreció algunos honores, como ser elegido como "Lugar de Excelencia Clínica" por Bristol Myers Squibb Company y KPMG Peat Marwick, ser nombrado uno de los mejores médicos expertos en VIH en los Estados Unidos por la revista POZ y recibir varias nominaciones para el Premio a la Pequeña Empresa del Año por la Cámara de Comercio de la Gran Ciudad de Kansas.

En el transcurso de 20 años en el Medio Oeste, el Dr. Nemechek fue autor, coautor o co-colaborador en un total de 72 publicaciones científicas, participó en 41 estudios clínicos distintos, en 1999 se convirtió en investigador fundador de la Red de Investigación del VIH, un consorcio de 18 universidades diferentes y centros de tratamiento para el VIH financiados por el Departamento de Salud y Servicios Humanos de los Estados Unidos.

Ha sido miembro de numerosas juntas editoriales, profesionales y de asesoría, así como fundador de dos organizaciones sin fines de lucro, defensoras de la salud de pacientes VIH, la Fundación Bakersfield contra el Sida y Fight Back KC.

En 2004, muchos de los pacientes con VIH del Dr. Nemechek se encontraban en condiciones estables y llevaban una vida normal, pero extrañamente estaban comenzando a morir producto de eventos cardíacos repentinos, causados por Neuropatía Autonómica Cardíaca (NAC).

El Dr. Nemechek se propuso aprender más sobre los fenómenos fatales, y en el año 2006 adquirió una nueva tecnología llamada análisis espectral, que le permitió sintonizar la señal de comunicación entre el corazón y el cerebro, cuantificando el equilibrio y el tono de ambas ramas del sistema nervioso autónomo.

El Dr. Nemechek se capacitó de forma adicional en pruebas y análisis autonómicos en la Universidad De Lisboa, en Lisboa, Portugal, una de las instalaciones más importantes de investigación autonómica en el mundo.

El Dr. Nemechek ha realizado y analizado miles de patrones de daño autonómico. Cuanto más se adentraba el Dr. Nemechek en el campo de la Medicina Autonómica, era más evidente para él que el fracaso del cerebro es lo que inicia el fracaso del cuerpo.

Con su amplia experiencia en investigación y capacitación en las áreas de metabolismo, inmunología y sistema nervioso autónomo, el Dr. Nemechek decide regresar a su estado natal, Arizona en el año 2010 con su esposa Jean y abrió Nemechek Consultative Medicine, un consultorio de Medicina Interna y Medicina Autonómica.

Jean Nemechek esta calificada de forma exepcional para dirigir el negocio, además es coautora junto al Dr. Nemechek, ya que obtuvo una licenciatura en Comunicaciones y una Licenciatura en Periodismo en la Universidad de Kansas (1988, 1989), más un Doctorado en

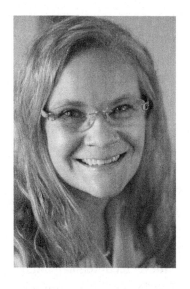

Derecho de la Escuela de Leyes Washburn (1993).

Después de mudarse a Arizona, el Dr. Nemechek se encontraba nuevamente tratando por problemas comunes a niños y adultos de todas las edades. Le sorprendió al ver lo increíblemente enferma que se había vuelto la población en general, en el transcurso de unas pocas décadas. Al parecer, el desarrollo de enfermedades se había desplazado en un período de 40 años, y las enfermedades que alguna vez afectaron sólo a ancianos, actualmente afectaban de forma rutinaria a personas de mediana edad o a aquellos en los primeros años de la edad adulta.

El Dr. Nemechek pudo recordar cuando era estudiante de medicina, y su instructor lo llamó a una sala de examinación para ver a una persona de 50 años con diabetes. En esos días no se escuchaba de casos de diabetes tipo II en personas "tan jóvenes". Lamentablemente, esa enfermedad ahora es bastante común en personas de mediana edad, ya que nos hemos enfermado y envejecido colectivamente a un ritmo acelerado.

El Dr. Nemechek notó que muchos de sus pacientes fecuentes sufrían de las primeras etapas de la enfermedad y de disfunción autonómica (acidez, dolores de cabeza, fatiga), sobrecrecimiento bacteriano del intestino delgado – SIBO (malestar intestinal, intolerancias alimentarias), y que sus hijos experimentaban cada vez más los síntomas derivados de la disfunción autonómica y SIBO (ansiedad, TDA, autismo y problemas digestivos e intestinales).

En este preciso momento el Dr. Nemechek comenzó, una vez más, a hacer historia. Él sabía que debía que llevar nuevamente la práctica médica moderna, a los objetivos de curar al paciente y revertir la enfermedad. El Dr. Nemechek comenzó a acercarse a sus pacientes regulares con el mismo enfoque de investigación que una vez tuvo con los pacientes VIH, yendo más de las etiquetas de la enfermedad para comprender y resolver el problema subyacente.

El Dr. Nemechek comenzó a usar todas las herramientas científicas y médicas disponibles para inducir al sistema nervioso y a los órganos a repararse a sí mismos, normalizando los mecanismos de control de la inflamación, induciendo la producción natural de células madre y reactivando los mecanismos innatos de restauración.

A partir del año 2010, el Dr. Nemechek se embarcó en un viaje extraordinario que involucró la alteración y mejora de las bacterias intestinales, y la reducción de las citoquinas proinflamatorias dentro del sistema nervioso central, además fue testigo de una recuperación sin precedentes en las cinco etapas de la disfunción autonómica sin el uso de medicamentos a largo plazo. Esto es algo nunca antes visto en nuestro tiempo.

A medida que pasaron los años, el Dr. Nemechek también comenzó a trabajar con distintos atletas y ex atletas profesionales, cuyos síntomas cerebrales se desaparecieron (Autonomic Advantage™ Brain Injury Recovery Program), y comenzó a incorporar la medicina bioeléctrica, específicamente la electromodulación del nervio vago, en el tratamiento de sus pacientes.

El Dr. Nemechek descubrió que la clave para el tratamiento y la reversión de muchas de las enfermedades frecuentes que afectan a las personas en la actualidad, es la reversión de la disfunción del sistema nervioso autónomo, en combinación con la renovación de producción de células madre y la neurogénesis, todo a través de la reducción de la inflamación metabólica.

Producto de su esfuerzo y experiencias profesionales, el Dr. Nemechek creó un programa eficaz capaz de prevenir, reducir o revertir el daño del sistema nervioso autónomo a través de una combinación de suplementos neuroquímicos naturales, medicamentos prescritos de uso a corto plazo, restricciones dietéticas y neuromodulación del nervio vago.

El tratamiento del Dr. Nemechek posee un abordaje extremadamente efectivo para la recuperación de la función autonómica, dirigidas a una variedad de condiciones neuroinflamatorias, incluyendo lesión cerebral traumática, conmoción cerebral, encefalopatía traumática crónica (ETC), síndrome postconmocional (SPC), enfermedad de Alzheimer, enfermedad de Parkinson, temblor esencial, trastorno de estrés postraumático (TEPT), depresión crónica, epilepsia resistente al tratamiento, autismo, retraso del desarrollo, síndrome de Asperger, y trastornos sensoriales y motores.

En el año 2016, el Dr. Nemechek ingresó una solicitud de patente para proteger su innovadora fórmula, ahora conocida como "The Nemechek Protocol®" o The Nemechek Protocol for Autonomic Recovery (Patent No.10,335,356).

Producto de su experiencia única en el estudio de la clínica autonómica y el desarrollo del Protocolo Nemechek® para la Recuperación Autónoma, el consultorio fue renombrado (dba) Nemechek Autonomic Medicine en el año 2017.

Este libro explica las principales herramientas utilizadas por el Dr. Nemechek en su práctica médica en su trato con pacientes autistas y con retraso del desarrollo, utilizando ciertas partes del Protocolo Nemechek®. Su abordaje con estos pacientes ahora también es conocido comúnmente como "El Protocolo Nemechek para el Autismo", este se ha extendido por todo el mundo.